Peter Grunert

Wie wir uns vergiften

Über den Autor:
Peter Grunert beschäftigt sich seit mehr als 30 Jahren mit Themen aus Medizin und Naturheilkunde. Als Diabetiker kennt der Journalist und Buchautor aus eigener Erfahrung die gefährliche Wirkung von Giftstoffen, mit denen jeder Mensch täglich in Kontakt kommt.

Peter Grunert

Wie wir uns vergiften

So gefährlich sind Medikamente, Naturheilmittel und Zusatzstoffe wirklich

TRIAS

Bibliografische Information der Deutschen Nationalbibliothek
Die Deutsche Nationalbibliothek verzeichnet diese Publikation in der Deutschen Nationalbibliografie; detaillierte bibliografische Daten sind im Internet über http://dnb.d-nb.de abrufbar.

Programmplanung: Franz Leipold
Redaktion: Dorothea Steinbacher
Umschlaggestaltung und Layout:
ZERO Werbeagentur, München

Bildnachweis:
Umschlagillustration: Susanne Kracht

Printed in Germany

Satz: Sandra Hacke
gesetzt in: Adobe InDesign CS3
Druck: GGP Media GmbH, Pößneck

ISBN 978-3-8304-3597-6

1 2 3 4 5 6

Wichtiger Hinweis: Wie jede Wissenschaft ist die Medizin ständigen Entwicklungen unterworfen. Forschung und klinische Erfahrung erweitern unsere Erkenntnisse, insbesondere was Behandlung und medikamentöse Therapie anbelangt. Soweit in diesem Werk eine Dosierung oder eine Applikation erwähnt wird, darf der Leser zwar darauf vertrauen, dass Autoren, Herausgeber und Verlag große Sorgfalt darauf verwandt haben, dass diese Angabe dem Wissensstand bei Fertigstellung des Werkes entspricht.

Für Angaben über Dosierungsanweisungen und Applikationsformen kann vom Verlag jedoch keine Gewähr übernommen werden. Jeder Benutzer ist angehalten, durch sorgfältige Prüfung der Beipackzettel der verwendeten Präparate und gegebenenfalls nach Konsultation eines Spezialisten festzustellen, ob die dort gegebene Empfehlung für Dosierungen oder die Beachtung von Kontraindikationen gegenüber der Angabe in diesem Buch abweicht. Eine solche Prüfung ist besonders wichtig bei selten verwendeten Präparaten oder solchen, die neu auf den Markt gebracht worden sind. Jede Dosierung oder Applikation erfolgt auf eigene Gefahr des Benutzers. Autoren und Verlag appellieren an jeden Benutzer, ihm etwa auffallende Ungenauigkeiten dem Verlag mitzuteilen.

Die Ratschläge und Empfehlungen dieses Buches wurden vom Autor und Verlag nach bestem Wissen und Gewissen erarbeitet und sorgfältig geprüft. Dennoch kann eine Garantie nicht übernommen werden. Eine Haftung des Autors, des Verlages oder seiner Beauftragten für Personen-, Sach- oder Vermögensschäden ist ausgeschlossen.

Geschützte Warennamen (Warenzeichen) werden nicht besonders kenntlich gemacht. Aus dem Fehlen eines solchen Hinweises kann also nicht geschlossen werden, dass es sich um einen freien Warennamen handelt.

Inhaltsverzeichnis

Was ist eigentlich eine Vergiftung?

Diese Frage ist scheinbar leicht zu beantworten, schlägt man in einem Fachwörterbuch nach oder befragt das allwissende Internet. Meist erhält man folgende Antwort: »*Die Vergiftung, Fachbegriff Intoxikation, ist ein pathophysiologischer Zustand, der als Folge der Einbringung von Giften (Toxinen) in den Körper auftritt.*« Forscht man etwas intensiver, erhält man auch relativ aktuelle Zahlen zu diesem Gesundheitsproblem, vor allem aus den vergangenen acht Jahren. Der Grund hierfür liegt im §16 e des deutschen Chemikaliengesetzes, das seit dem 1. August 1990 in Kraft ist. Es enthält eine gesetzliche Meldepflicht für Vergiftungsfälle. Im Rahmen der Neuordnung der deutschen Gesundheitsbehörden entstand im Jahr 2002 das Bundesinstitut für Risikobewertung, kurz BfR. Seit diesem Zeitpunkt gehen alle Meldungen über Vergiftungsfälle an die dortige Zentralkartei, wo sie gesammelt und ausgewertet werden. Die daraus gewonnenen Erkenntnisse und das dazugehörige statistische Material werden dann jeweils im Folgejahr veröffentlicht. Die entsprechende jährliche Broschüre mit dem Titel »Ärztliche Mitteilungen bei Vergiftungen« kann sowohl in gedruckter Form als auch per Download im Internet eingesehen werden. Betrachtet man sich einmal die erste dieser Broschüren des BfR für das Jahr 2002, kann man folgende Patientenzahlen nachlesen:

Insgesamt wurden im Jahr 2002 exakt 7833 Vergiftungsfälle gemeldet und registriert. Die Masse dieser Meldungen mit 6945 Fällen ging über die Berufsgenossenschaften beim BfR ein, der Rest vor allem über niedergelassene oder klinische Ärzte. Als auslösende Toxine wurden in mehr als 90 Prozent aller Fälle chemische Produkte oder sogenannte Grundsubstanzen angegeben. Arzneimittel tauchen in dieser offiziellen Statistik nur mit 87 Fällen oder 1,1 Prozent auf.

Die Berichte der Folgejahre zeigen bis heute ein permanentes Absinken der durch das BfR statistisch erfassten Patientenzahlen auf. Für das Erfassungsjahr 2006 wurden nur noch 4551 gemeldete Vergiftungsfälle verzeichnet. Der Trend bei den Vergiftungsstoffen blieb dabei nahezu unverändert. Chemische Produkte und Grundsubstanzen machten 2006 rund 92 Prozent aus, Arzneimittel lagen mit 76 Fällen bei nur 1,9 Prozent aller Meldungen.
Greift man dann aber auf weitere medizinische Daten zu, ergibt sich plötzlich ein völlig anderes Bild über Vergiftungen und die damit verbundenen Gesundheitsprobleme. So kann man am Beispiel der Datenbasis des InEK (Institut für das Entgeltsystem im Krankenhaus) für das Jahr 2002 andere Zahlenwerte ablesen. Es wäre allerdings unverantwortlich, diese Statistiken direkt miteinander vergleichen zu wollen, da sie sich aus unterschiedlichen Kriterien zusammensetzen. Dennoch zeigen gerade diese Daten, wie verschieden im Gesundheitswesen mit der Diagnose Vergiftung umgegangen wird. Im InEK werden unter anderem auch die in einem Krankenhaus behandelten Vergiftungen erfasst. Hierbei bedient man sich der Kodifizierung nach dem Standard ICD-10. Dieser wurde international zur Verschlüsselung von Gesundheitsproblemen durch die WHO eingeführt. Seit dem 1. Januar 2000 wird in Deutschland eine spezielle Form, ICD-10-GM genannt, auch zur Verschlüsselung von Diagnosen in der ambulanten und stationären Versorgung eingesetzt. Auf diese Art sind auch unterschiedliche Gesundheitszustände mit gleichen Hauptdiagnosen einfacher zu vergleichen. Übersichten für den Bereich der Vergiftungen weisen für das Jahr 2002 folgende Daten aus:
Code T88.7 steht hierbei an erster Stelle der Vergiftungsfälle. T88.7 bedeutet: »Nicht näher bezeichnete unerwünschte Nebenwirkungen eines Arzneimittels oder einer Droge.« Auf dem zweiten Platz steht T50.9: »Vergiftung: Sonstige und nicht näher bezeichnete Arzneimittel, Drogen und biologisch aktive Substanzen.« Es folgt

T46.0: »Vergiftung: Herzglycoside und Arzneimittel mit ähnlichen Wirkungen.« Zusammen bilden diese drei Kodierungsnummern 8442 Fälle oder 51,13 Prozent der erfassten Vergiftungsbehandlungen. Rechnet man dann noch diejenigen Behandlungen hinzu, die sich direkt auf Vergiftungen mit bestimmten Medikamenten oder deren Wirkstoffen zurückführen lassen, verzeichnet die InEK alleine für das Jahr 2002 mehr als 10000 Fälle von Vergiftungen im Zusammenhang mit Medikamenten, Drogen oder biologisch aktiven Substanzen.

Warum waren dem BfR für den gleichen Berechnungszeitraum aber nur 87 Fälle von Medikamentenvergiftungen bekannt? Die Antwort lässt sich ganz einfach in den Kriterien für die Meldepflicht finden. Laut BfR sind Vergiftungen mit nachfolgenden Toxinen zu melden:

- Chemische Stoffe und Produkte, die im Haushalt verwendet werden,
- Kosmetika,
- Schädlingsbekämpfungsmittel,
- Holzschutzmittel,
- beruflich verwendete Chemikalien,
- gesundheitsschädigende chemische Stoffe aus der Umwelt,
- giftige Pflanzen und Tiere.

Arzneimittel und Medikamente sind nach diesen Kriterien nicht meldepflichtig. Folglich tauchen sie auch in den offiziellen Statistiken des BfR kaum auf und führen dort ein relativ unbeachtetes Schattendasein. Somit ist es nicht falsch, wenn alljährlich die Schrift »Ärztliche Mitteilungen bei Vergiftungen« der BfR darauf hinweist, dass mehr als 90 Prozent der gemeldeten Fälle im Zusammenhang mit chemischen oder Grundsubstanzen stehen. Es entspricht aber nicht der Alltagsrealität deutscher Krankenhäuser. Dort stehen Behandlungen von Vergiftungspatienten im Zusammenhang mit Arzneimitteln weiterhin an erster Stelle. Inzwischen sind es in jedem Jahr Zehntausende solcher Fälle. Das wirft ein ganz anderes Bild auf die angebliche Sicherheit unserer Medikamente, die von der Pharmalobby stets propagiert wird. Auch die meist als völlig risikolos und frei von unerwünschten Nebenwirkungen dargestellten Naturheilmittel können gefährlich werden.

Die Mär von den risikolosen Naturheilmitteln

Die Naturheilkunde ist die älteste Medizinform der Welt und Basis allen medizinischen Wissens unserer modernen Zeit. Heilpflanzen und ihre ganz besonderen Zubereitungen waren einst die einzigen Medikamente, die den Heilkundigen unserer Urahnen zur Verfügung standen. Mit der Entdeckung und der rasch fortschreitenden Entwicklung der Labormedizin traten in den vergangenen zwei Jahrhunderten immer mehr chemisch gewonnene oder bearbeitete Arzneimittel in den Vordergrund therapeutischer Betrachtungen. Die Schulmedizin sah in den gezielt auf bestimmte Symptome abgestimmten Medikamenten eine äußerst sinnvolle Therapiebasis. Immer ausgefeiltere Medikamente wurden und werden entwickelt, die auf genau definierte Bereiche des Organismus einwirken. Andere Mittel wiederum aktivieren gezielt Botenstoffe oder wirken auf Enzyme ein. Ausschlaggebend für diese Entwicklung in der Pharmakologie waren vor allem die Erkenntnisse, dass im Labor entwickelte Medikamente nicht nur gezielter eingesetzt und exakter dosiert, sondern auch wesentlich schneller wirken können als adäquate Naturheilprodukte. Vor allem die meist höhere Dosierung der benötigten Wirkstoffe ruft bei einer Therapie rascher die gewünschten Veränderungen hervor. Außerdem lassen sich in den Laboren der Pharmaindustrie mehrere Wirkstoffe in nahezu jeder gewünschten Kombination in einer einzigen Arznei vereinigen und vereinfachen so viele Therapieschritte.

Noch im vergangenen Jahrhundert vertraten viele Wissenschaftler die These, dass die moderne Medizin mit ihren Medikamenten und technischen Verfahren bald alle Krankheiten dieser Welt heilen könne. Durch diese euphorische Einstellung wurde die Naturheilkunde und damit auch die Heilpflanzen-Medikation immer mehr an den Rand weiterer medizinischer Entwicklungen gedrängt. Dies führte letztendlich zu der auf die Symptome ausgerichteten Medizinform, die auch heute noch bei den rein schulmedizinisch orientierten Therapeuten vorherrscht. Die ganzheitliche Betrachtung einer Erkrankung trat immer mehr in den Hintergrund. Die Symptombekämpfung hilft zwar für den Moment, heilt aber nicht wirklich. Dazu muss man zuerst den oder die Auslöser für die Symptome entdecken und bekämpfen. Zu welchen unsinnigen Werbeaussagen diese allein auf Symptome abgestellte medizinische Therapieeinstellung führt, können wir alltäglich erleben. »Haben Sie Schmerzen, nehmen Sie einfach Mittel XYZ, und der Schmerz vergeht.« So oder ähnlich schallt es uns aus Radio und TV entgegen. Haben wir also Schmerzen in den Füßen, weil möglicherweise das Schuhwerk nicht richtig sitzt, sollen wir uns nicht weiter um die Schuhe kümmern, sondern stattdessen lieber jeden Tag eine oder mehrere Tabletten gegen die Schmerzen einnehmen. Dieser Unsinn hat natürlich einen ernsten Hintergrund. Man darf nicht verschweigen, dass die wirtschaftlichen Interessen der immer größer werdenden Pharmakonzerne solche Entwicklungen fördern – sie wollen schließlich ihre Umsätze weiter in die Höhe treiben. Gesundheit wird in unserer Zeit immer mehr zum Geschäft, bei dem der Patient nur noch als reiner Kunde betrachtet wird. Seit einigen Jahren trifft dies aber auch auf die Naturheilkunde und ihre Produkte zu. Auch die von vielen so hochgelobte Volksmedizin wird zum Milliardengeschäft.

Als in den 1960er Jahren der Contergan-Skandal erstmals der Weltöffentlichkeit direkt vor Augen brachte, was Medikamente anrichten können, setzte bei einigen Verantwortlichen und vielen Patienten ein Umdenken ein. Weitere Skandale im Zusammenhang mit anderen Medikamenten folgten. Es kam zu zahlreichen Todesfällen im Zusammenhang mit Arzneimitteln, die teilweise erst auf den Druck der Öffentlichkeit hin vom Markt genommen wurden. Das Bekanntwerden gefährlicher Therapieergebnisse tat ein Übriges. Dazu dann noch Berichte über massenweise Werbegeschenke an niedergelassene Ärzte seitens der Pharmafirmen – und der Patientenglaube an risikolose Medikamente und die »Halbgötter in Weiß« war erschüttert. Seit mehr als drei Jahrzehnten erlebt die Naturheilkunde nun einen Boom, dessen Ende nicht abzusehen ist. Hierbei hilft ein Slogan, der immer wieder in allen nur erdenklichen Publikationen veröffentlicht wird: »Naturheilmittel sind frei von Nebenwirkungen und völlig risikolos.« Diese allgemein so akzeptierte Aussage ist aber falsch! Jeder Stoff, jede auch noch so unscheinbare Substanz kann zur Gefahr werden, wenn sie in zu hohen Dosierungen vom Körper aufgenommen wird. Das gilt auch für Heilpflanzen und den aus ihnen entwickelten Arzneien. Es sind nicht alleine die Wirkstoffe, die im Fokus des Betrachters stehen sollten, sondern auch alle anderen Inhaltsstoffe. Selbst die für den Organismus so wichtigen Vitamine und Mineralstoffe können, in zu großen Mengen aufgenommen, zur lebensbedrohlichen Gefahr werden. So brachte eine wissenschaftliche Untersuchung über Vitamin-E-Zugaben im Jahr 2007 ein völlig überraschendes Ergebnis. Das zuvor als Zellschutz-Vitamin hochgelobte Tocopherol kann das Risiko eines frühzeitigen Todes beträchtlich erhöhen. Die untersuchenden Mediziner hatten 19 Studien aus den Jahren 1993 bis 2004 ausgewertet. Ihnen standen dazu die Daten von mehr als 135 000 Menschen zur Verfügung. Bei Studienteilnehmern, die regelmäßig eine Dosis von 400 IE (Internationale Einheiten) und mehr zu sich nahmen, hatte sich das frühzeitige Todesrisiko um 10 Prozent und mehr erhöht, so das Ergebnis des Untersuchungsteams von der Johns-Hopkins-Universität im amerikanischen Baltimore. Dieses Ergebnis war deshalb so überraschend, weil mehrere frühere Untersuchungen zur gleichen Thematik gezeigt hatten, dass höhere Vitamin-E-Dosierungen einen deutlichen Schutz vor

Herz- und Kreislaufproblemen hervorrufen können. Genaue Analysen zeigten dann, dass bei Dosierungen von 200 IE täglich der Schutzfaktor erreicht wird, während 400 IE und mehr zur vorgenannten Schädigung führen. Diese Studienergebnisse zeigen uns deutlich, wie wichtig es ist, bei allen Arzneien und Nahrungsergänzungen die richtige Dosis zu finden. Das gilt selbstverständlich auch für die rein pflanzlichen Produkte, die seit einigen Jahren für und gegen alle nur erdenklichen gesundheitlichen Probleme hochgelobt und frei verkauft werden.

Beschäftigt man sich etwas intensiver mit den bekannten Heilpflanzen der Volksmedizin, so fällt rasch auf, dass viele von ihnen auch toxische Stoffe enthalten. Einige dieser Stoffe können vor allem für Kinder, chronisch Kranke und ältere Menschen sogar lebensbedrohend sein. Andere Giftstoffe bauen sich nur langsam im Organismus ab und können bei regelmäßiger Einnahme gefährliche Depots bilden. Besonders vorsichtig sollte man im Umgang mit den nachfolgend aufgeführten Heilpflanzen sein, wenn sie in Präparaten als unbedenklich oder ohne Mengenangaben und Einnahmeempfehlungen angeboten werden.

Doch nicht immer ist in Präparaten auch das drin, was außen aufgedruckt ist. Hier zeigt sich ein großes Problem, das durch die Globalisierung und Öffnung der weltweiten Märkte entstanden ist. Arzneien und andere medizinische Präparate werden auf der ganzen Welt hergestellt und können inzwischen ohne große Hindernisse überall bezogen werden. Da es viele Länder gibt, vor allem in Asien, Afrika und in Teilen Osteuropas, in denen man es mit der Herstellung und Kontrolle von Arzneimitteln und Nahrungsergänzungen nicht so peinlich genau nimmt wie die europäischen Standards es vorschreiben, steigen die Gefahren für Käufer und Anwender solcher Produkte beträchtlich. War es früher meist den Apothekern und »Kräuterweibern« vorbehalten, pflanzliche Arzneien, Tinkturen oder Heilsalben herzustellen, kann dies heute

Bekannte toxische Pflanzen in der Naturheilkunde

Aronstab *(Arum maculatum)*
Besenginster *(Sarothamnus scoparius)*
Bilsenkraut *(Hyoscyamus niger)*
Eibe *(Taxus baccata)*
Eisenhut *(Aconitum napellus)*
Faulbaum *(Frangula alnus)*
Feuerbohne *(Phaseolus coccineus)*
Fingerhut *(Digitalis purpurea)*
Giftefeu *(Rhus)*
Goldregen *(Laburnum anagyroides)*
Herbstzeitlose *(Colchicum autumnale)*
Kreuzdorn *(Rhamnus cathartica)*
Maiglöckchen *(Convallaria majalis)*
Nachtschatten *(Solanum dulcamara)*
Paternostererbse *(Abrus precatorius)*
Rotbuche *(Fagus sylvatica)*
Sadebaum *(Juniperus sabina)*
Schneebeere *(Symphoricarpus albus)*
Seidelbast *(Daphne mezereum)*
Tollkirsche *(Atropa belladonna)*
Wacholder *(Juniperus communis)*
Zaunrübe *(Bryonia dioica)*

(Details zu jeder Pflanze finden Sie im Anhang unter der Tabelle: Giftpflanzen, sortiert nach den wissenschaftlichen Pflanzennamen.)

jede Kleinfirma in einer Garage, wenn diese im richtigen Land steht. Mit der seit mehr als einem Jahrzehnt permanent steigenden

Bedeutung des Internets als globale Verkaufsschiene hat sich für Anbieter all dieser Produkte ein Milliardenmarkt geöffnet, den es immer stärker zu bedienen gilt. Dabei spielt der einzelne Mensch keine besondere Rolle mehr, sondern nur noch der Umsatz der Vertreiber.

Welche Auswüchse diese Internetverkäufe von Medikamenten inzwischen annehmen, können wir nahezu täglich den Medien entnehmen. Gesundheitlich noch harmlos ist es, wenn man liest, dass mehrere Männer mit gefälschten Viagrapillen betrogen wurden. Statt der erwarteten Potenzsteigerer bekamen sie nur blaugefärbte Traubenzuckerpillen. Das ist nicht weiter gefährlich, sondern tut nur dem Geldbeutel weh. Weitaus riskanter können die vielen »Wunderpillen« sein, die zur Gewichtsreduzierung oder als Anti-Aging-Mittel vertrieben werden. So ist es auch nicht weiter verwunderlich, wenn man immer häufiger von schweren Erkrankungen oder Todesfällen im Zusammenhang mit solchen Produkten erfährt. Besonders gefährlich erweisen sich derzeit einige Diätpillen, die im Internet zu Tausenden angepriesen werden. Im April 2007 wurden die Beschwerden von Verbrauchern so zahlreich, dass sich verschiedene Schutzorganisationen und die Stiftung Warentest dieser Problematik intensiver widmeten. Besonders ein Mittel aus China fiel dabei auf. Unter dem Namen »Darling« vertreibt die chinesische Firma LiDa einen Appetitzügler, der sich bereits Jahre zuvor ein gewaltiges Negativimage erworben hatte. 2002 waren zwei Frauen nach erhöhter Einnahme des Mittels gestorben. Anfang 2007 brach eine Hausfrau aus Baden-Württemberg nach mehrwöchiger Einnahme der Schlankheitspille mit Kreislaufproblemen zusammen. Man untersuchte die Pillen nun etwas genauer. Zwar waren sie als »reines Naturprodukt und frei von Nebenwirkungen« angepriesen worden, auch wies die Inhaltsbeschreibung nichts anderes aus, doch im Labor enthüllte sich dann die ganze Wahrheit. Nicht nur in der Darling-Pille von LiDa, sondern auch in Produkten wie »Evolution Slim & Slender« und anderen fanden sich unzulässig hohe Zusätze von Sibutramin. Dies ist ein Arzneistoff, der zur Wirkstoffgruppe der Appetitzügler (Anorektika) gezählt wird. In Europa ist die Substanz unter dem Markennamen Reductil® bekannt, in China als LiDa®, was zu einigen Verwechslungen in Publikationen, vor allem im Internet, führt. Dass auch noch chinesische Firmen unter dem Produktnamen Li Da oder LiDa zahlreiche Schlankheitsprodukte vertreiben, macht die Suche nach exakten Informationen nicht einfacher. Fakt ist, dass es sich bei den in mehreren Schlankheitspillen gefundenen Stoffen um Sibutramin handelt.

Die Stiftung Warentest veröffentlichte in ihrer Aprilausgabe 2007 der Zeitschrift »test« eine Liste mit den Namen von 16 untersuchten Schlankheitspräparaten. Von diesen wurden 13 mit der Klassifizierung »Gesundheitsgefährdung: ›hoch‹« und drei mit »Gesundheitsgefährdung: ›nicht abschätzbar‹« eingestuft.

Liste der veröffentlichten Schlankheitsmittel aus »test« 4/2007:

»Gesundheitsgefährdung: ›hoch‹«

American Lifestyle Looking Trim Original
Astro Nutrition / Nature's Lab ThermoGenesis
Beach Power / Dymatize Dyma-Burn Xtreme
Feel Good Shop / Nature's Bounty X-treme Lean
FloraCura / NVE Pharmaceuticals Stacker 3 XPLC
LiDa Darling Tian Ran Jian Fei
LiDa LiDa Dai Dai Hua Jiao Nang
LiDa Meizitang
LiDa Miaozi
Powerchamp / NVE Pharmaceuticals Stacker 2

Shayana Shop / DNE Pharmaceuticals Ephedra Nature's Super Cap
Tristatemeds / Windlas Biotech Obego 5
Vitabay Supprex
»Gesundheitsgefährdung: ›nicht abschätzbar‹«
Hoodia Shop Original Hoodia Gordonii-Kapseln
Powerchamp Guggul Complex
Powerchamp T3 Dietary Supplement

Anmerkung:
Die LiDa-Kapseln werden in gleicher Zusammensetzung im Internet auch unter folgenden Produktnamen vertrieben:
Evolution Slim & Slender
Evolution Health
Evolution light

Neben Sibutramin zählen Aminorex, Cathin, Phentermin, Fenfluramin und Rimonabant zu den bekanntesten Vertretern dieser Stoffgruppe. Die meisten dieser Anorektika sind inzwischen in Deutschland und anderen europäischen Ländern verboten oder als bedenklich eingestuft. Wenn überhaupt, so dürfen sie nur in wenigen speziellen Fällen als Arzneimittel eingesetzt werden und müssen genau dosiert verschrieben werden. Das einzig bekannte Arzneimittel mit einer Zulassung für Deutschland darf maximal 15 mg Sibutramin enthalten. In den oben aufgelisteten Präparaten wurden teilweise Dosierungen von bis zu 30 mg gefunden.
Was aber macht Sibutramin und die anderen Anorektika so gefährlich? Es sind unter anderem ihre Wirkmechanismen. Die Gewichtsreduktion basiert hauptsächlich auf einer Hemmung des Hungerzentrums sowie der Beeinflussung des Sättigungszentrums

im Hypothalamus des Gehirns. Meist ist dies mit einer Erhöhung der Botenstoffe Dopamin, Noradrenalin und Serotonin im Gehirn verbunden. So wird eine zentrale Appetithemmung und die Steigerung des Grundumsatzes erreicht. Auf den ersten Blick erscheint dieser Weg zum Gewichtsverlust vielversprechend. Bei näherer Betrachtung zeigen sich aber die gravierenden Nachteile: Es sind die starken Nebenwirkungen. Diese beginnen meist mit Herzrasen, Nervosität und Angstzuständen und können sich über Bluthochdruck bis hin zu starken Herzproblemen steigern. Im Extremfall, vor allem bei hohen Dosierungen, kann dies auch bei ansonsten gesunden Menschen bis zum Tod führen, wie inzwischen allgemein bekannt sein sollte. Liegen bereits Vorerkrankungen wie Bluthochdruck oder Herzprobleme vor, ist das Risiko selbst bei niedrigen Dosierungen kaum abzuschätzen.

Sind solche Substanzen bei einem Präparat aber gar nicht erst angegeben, werden also heimlich beigemischt, um die geltenden gesetzlichen Bestimmungen zu umgehen, stehen oft Patient und Arzt beim Auftreten der entsprechenden Symptome vor einem Rätsel. Weder eine richtige Diagnose noch eine darauf basierende sinnvolle Therapie sind dann möglich. Die Vertreiber solcher Präparate setzen die Anorektika zu, weil sie damit zwei Ziele verfolgen. Zum einen zeigen sich bei übergewichtigen Menschen bereits kurze Zeit nach der ersten Einnahme solcher »Wunderpillen« tatsächlich messbare Gewichtsverluste. So werden die Werbeversprechen scheinbar wahr, und der Effekt der Mundpropaganda führt zu steigenden Umsatzzahlen. Viel wichtiger ist den Geldmachern aber ein anderer Effekt. Subtramin und Co. wirken nur so lange, wie man sie einnimmt. Setzt man das entsprechende Präparat dann ab, holt sich der Körper seine verlorenen Pfunde ebenso schnell wieder zurück, wie er sie verloren hat. Der oft zitierte Jo-Jo-Effekt setzt ein. Will man also auf Dauer schlank bleiben, muss man weiter die Pillen schlucken, die bei längerer Einnahme dann auch noch süchtig machen – ein tödlicher Kreislauf, bei dem schwere Gesundheitsprobleme vorprogrammiert sind. Die besondere Gemeinheit einiger dieser Produkte liegt darin, dass sie auch noch als »rein natürlich« oder als »altbekanntes Naturprodukt aus der Volksmedizin« beworben werden. Häufig müssen fiktive Indianerstämme oder alte chinesische Medizinformen für solche Werbeaussagen herhalten. Natürlich sind auch geringe Anteile der deklarierten Ausgangspflanzen im Präparat enthalten, doch letztendlich richten die verbotenen Stoffe in solchen Produkten mehr Schaden als Nutzen an.

Es gilt also besondere Vorsicht bei allen sogenannten Naturmitteln und Nahrungsergänzungen, die nicht nach den strengen europäischen Normen hergestellt sind. Immer wieder werden auch Fälle bekannt, bei denen Naturheilmittel mit Problemen behaftet sind, deren Inhaltsstoffe an sich nicht schädlich wirken. Oft sind sie dann mit Pestiziden und anderen Schadstoffen verunreinigt. Das liegt an nicht immer so streng kontrollierten Herstellungsverfahren und Produktionsstätten, aber auch an bereits verseuchten Ausgangsprodukten. In den bisher bekannt gewordenen Fällen handelte es sich fast immer um Produkte aus asiatischer oder osteuropäischer Fertigung. Es ist kein besonderes Geheimnis, dass der Einsatz von Pflanzenschutzmitteln und die damit verbundene Bodenverseuchung vor allem in China ein großes Problem ist. Hinzu kommen dann noch laxe behördliche Kontrollen und die immer noch praktizierte Taktik der Problemverschleierung in vielen Ländern. Das hat uns jüngst erst der Skandal um mit Melamin verseuchte Milch und Eier in China deutlich vor Augen geführt. Hierbei nahmen die Verantwortlichen sogar in Kauf, dass mehr als 50 000 Babys an verseuchtem Milchpulver erkrankten und mehr als 1000 starben. Auch in diesem Fall wurde eine Substanz beigemischt, nur um den Gewinn zu erhöhen.

Man sollte deshalb nicht alles verdammen, was an Heilmitteln aus

China und anderen asiatischen Ländern kommt. So reagierten die Verantwortlichen der chinesischen Kontrollbehörden im Oktober 2008 sehr rasch, als sich gravierende Probleme mit einer Arznei auf natürlicher Basis ergaben. Nachdem sich kurz hintereinander mehrere Todesfälle mit zuvor als unbedenklich eingestuften Ginseng-Injektionen ereigneten, nahm der Arzneimittelhersteller Wandashan Pharmaceutical umgehend alle seine Injektions-Produkte bis zur Klärung der Vorfälle vom Markt. Nach Angaben des Herstellers wurde zwar das Präparat in China gefertigt, doch die verarbeiteten Ginsengwurzeln einer besonderen Art stammten aus dem russischen Sibirien und werden bereits seit Jahren bei der Behandlung von Thrombose und bei Erkrankungen der Herzkranzgefäße erfolgreich weltweit eingesetzt. Ob es sich in diesem Fall um verunreinigte Ausgangsprodukte oder Probleme bei der Herstellung gehandelt hat, wurde bis heute nicht öffentlich bekannt.

In unserer modernen Welt zeigt sich immer deutlicher, dass man bei allen Substanzen, die man dem eigenen Körper zuführt, bei der Auswahl nicht vorsichtig genug sein kann. Das betrifft vor allem Lebensmittel, Nahrungsergänzungen, Naturheilmittel und Medikamente, die im Organismus miteinander zu völlig ungewollten Reaktionen führen können.

Arzneien, Medikamente und Nahrungsergänzungen – eine gefährliche Kombination

Alle Menschen, die regelmäßig Medikamente einnehmen und dazu möglicherweise noch Nahrungsergänzungsmittel, tun dies in dem Bewusstsein, damit Maßnahmen zur Gesundung oder Gesunderhaltung ergriffen zu haben. Vor allem chronisch Kranke, die über Jahre hinweg regelmäßig Medikamente einnehmen müssen, sind dadurch einem stark erhöhten Risiko ausgesetzt. Auf unser Land bezogen ist dies eine sehr große Gruppe von Patienten. Offizielle Zahlen des Eurostat zeigen dies deutlich. Eurostat ist das Statistische Amt der Europäischen Gemeinschaft mit Sitz in Luxemburg. Für das Jahr 2006 besagt die Statistik, dass 38,2 Prozent aller Bundesbürger unter chronischen Krankheiten leiden. Das betrifft folglich mehr als 30 Millionen Menschen in unserem Land, womit die Bundesrepublik die traurige Spitzenposition in Europa einnimmt. Fragt man Fachleute nach dem Grund dieser negativen Entwicklung, erhält man fast immer die gleiche Antwort: »Die steigende Zahl von alten Menschen in unserem Land trägt zu dieser statistischen Entwicklung bei.« Auf den ersten Blick erscheint dieses Argument ganz logisch, trifft aber in der Realität nicht zu. Betrachtet man die gesamten statistischen Daten etwas genauer, fallen sofort einige gewichtige Gegenargumente auf. Spanien (23,8 %), Italien (21,5 %) und Griechenland (20,2 %) erscheinen in der Rangfolge der Statistik weit unten. Vergleicht man dies nun mit den anderen zur Verfügung stehenden statistischen EU-Daten zur Entwicklung des durchschnittlichen Lebensalters in Europa, sieht man dort einen völlig gegenläufigen Trend. Rund um das Mittelmeer werden die Menschen überall wesentlich älter als in Deutschland.

In puncto Lebensalter nehmen Italien und Griechenland sogar europäische Spitzenpositionen ein. Auch die genauere Auswertung der bereits erwähnten Eurostat-Daten zeigt, dass bereits 12,4 Prozent der Jugendlichen in Deutschland an chronischen Krankheiten leiden. In der Altersgruppe 35 bis 44 Jahre sind es 27,1 Prozent und bei den Menschen zwischen dem 45. und 54. Lebensjahr sind bereits 40 Prozent chronisch krank. Wertet man alle bekannten Daten zu diesem Themenkomplex unvoreingenommen aus, kommt man unwillkürlich zu anderen möglichen Ursachen. Da wären vor allem Klima, Lebensweise und Ernährung. Möglicherweise spielt aber auch ein höherer Pro-Kopf-Verbrauch an Medikamenten eine Rolle. Auch diese Zahlenwerte weisen für die mediterranen Länder niedrigere Werte aus als für Deutschland. Daran haben bisher auch alle politischen Senkungs- und Deckelungsmaßnahmen der Medikamenten-Etats nicht viel geändert. Ohne diese Maßnahmen wäre der Pro-Kopf-Verbrauch in unserem Land noch deutlich höher.
Neben den speziellen Gesundheitsproblemen, die sich für chronisch Kranke durch ihre jeweiligen Krankheitssymptome ergeben, haben alle auch ein gemeinsames Gesundheitsrisiko, das nicht zu unterschätzen ist. Es ist das körpereigene Immunsystem, die natürliche Schutzfunktion für jeden Organismus. Dieses komplexe System wird stets dann belastet, wenn ein Mensch krank wird. Nach abgeschlossener Heilung erholt es sich meist rasch wieder und ist voll einsatzfähig. Bei chronisch Kranken wird es aber permanent beansprucht und ist alleine nicht in der Lage, die jeweilige Krankheit stark genug zu bekämpfen. Kommen nun durch Toxine oder andere schädigenden Stoffe weitere Belastungen hinzu, besteht die Gefahr eines völligen Versagens. Dieses Problem besteht natürlich auch für besonders junge und alte Menschen. Bei Kleinkindern entwickelt sich das Immunsystem erst noch, im Alter reagiert es langsamer. Man kann also ohne Übertreibung davon ausgehen, dass auch bereits leichtere Vergiftungen für mehr als die Hälfte

unserer Bevölkerung zum gefährlichen Gesundheitsrisiko werden können. Häufig wird diese Problematik von den behandelnden Ärzten nicht in vollem Umfang gewürdigt. In den meisten Fällen sind aber nicht die Ärzte dafür verantwortlich, sondern die Patienten selbst. Der Trend, neben dem Hausarzt auch einen Heilpraktiker oder anderen alternativen Therapeuten zu konsultieren, setzt sich in Europa immer stärker durch. Da jeder der solcherart behandelnden Therapeuten seine eigene Therapierichtung verfolgt, verordnet er danach auch seine Arzneien und anderen Therapiemittel. Da die alternativen Arzneien meist mit den Attributen »risikolos« und »ohne Nebenwirkungen« versehen sind, werden sie vom Patienten auch nicht als Medikament eingestuft. Fragt dann der Hausarzt: »Nehmen Sie noch andere Medikamente ein?«, lautet die Antwort meist »Nein«. So kann es dann dazu kommen, dass ein Patient zweimal den gleichen Wirkstoff verordnet bekommt oder sogar zwei verschiedene, die sich gegeneinander aufheben. Ähnliches gilt auch, wenn Patienten neben den verordneten Arzneien zusätzlich noch sogenannte Nahrungsergänzungen zu sich nehmen. Wie bereits zuvor erwähnt, enthalten viele dieser Produkte nicht deklarierte Substanzen, die zu völlig unerwarteten Wirkungen führen können.
Selbst unsere tägliche Ernährung kann großen Einfluss auf die Wirkung von Arzneien und den Verlauf von Therapien haben, ohne dass dies in der Allgemeinheit im Detail umfassend bekannt ist. Der seit Jahrhunderten bekannte und auch heute noch von der DGE (Deutsche Gesellschaft für Ernährung) und den meisten Ernährungsberatern propagierte Allgemeinplatz »Esst mehr Obst, und ihr bleibt gesund« wird von neuen wissenschaftlichen Untersuchungen ad absurdum geführt. Diese neuen Erkenntnisse zeigen für chronisch Kranke und alle Patienten, die in einer Medikamenten-Therapie stecken, ganz besondere Gefahren auf. So ergab eine Studie im Jahr 2004, dass zahlreiche Nahrungsmittel die Wirkun-

gen von mehr als 25 Medikamenten beeinflussen können. Nimmt man diese Nahrungsmittel und Medikamente gleichzeitig zu sich, kommt es zu Wechselwirkungen der unterschiedlichsten Inhalts- und Wirkstoffe, die erst zu einem kleinen Bruchteil erforscht sind. Besonders auffällig stachen den Wissenschaftlern dabei die Werte für Grapefruit ins Auge. Diese Frucht ist auch als Pampelmuse bekannt. Der allseits gelobte Vitamin-C-Lieferant kann in Kombination mit bestimmten Arzneimitteln sogar lebensbedrohliche Symptome auslösen. So sind zum Beispiel Diabetiker besonders gefährdet. Nehmen sie viel Grapefruit zu sich, als Obst oder in Saftform, steigt ihr Bedarf an Insulin stark an. Sie müssen also wesentlich mehr Insulin spritzen als ohne Grapefruit im Körper. Das kann so weit gehen, dass eine komplett neue Einstellung des betroffenen Patienten erforderlich wird.

Seit Jahren werden der Grapefruit nur zahlreiche positive Wirkungen auf die Gesundheit zugeschrieben. So ist es auch weiter nicht verwunderlich, dass es inzwischen mehrere Pülverchen und Kapseln mit Grapefruit-Konzentrat als Nahrungsergänzung im Handel gibt. Einige der positiven Wirkungen wie etwa als Radikalenfänger, Cholesterinsenker und Regulator für den Blutzuckerspiegel sind in mehreren Studien nachgewiesen worden und dienen seit Jahren als gute Verkaufsargumente. Man darf dabei aber nicht vergessen, dass ein Nachweis positiver Eigenschaften das erklärte Ziel dieser Studien war. Somit war bereits der Studienaufbau genau auf diese Entdeckung möglicher positiver Wirkungen abgestimmt. In jüngster Zeit mehren sich wissenschaftliche Untersuchungen von Nahrungsmitteln in Bezug auf mögliche Schadstoffe oder schädigende Wirkungen. Im Rahmen dieser Studien wurde im Jahr 2007 eine weitere gesundheitlich negative Nebenwirkung der Grapefruit entdeckt. US-Forscher untersuchten an den Universitäten von Südkalifornien und Hawaii mehr als 50 000 ältere Frauen nach der Menopause. Sie alle verzehrten täglich mindestens ein Viertel einer Grapefruit. Im

Rahmen dieser großangelegten Studie fanden die Wissenschaftler heraus, dass die Inhaltsstoffe der Grapefruit ein Molekül im Organismus blockieren, das am Stoffwechsel von Östrogen beteiligt ist. Diese Stoffwechselveränderung löst weitere Vorgänge im Körper aus, die unter anderem auch das Brustkrebsrisiko erhöhen. Nach Aussagen der im »British Journal of Cancer« (doi: 10.1038/sj.bjc. 6603880) veröffentlichten Studienergebnisse kann sich das Risiko, an Brustkrebs zu erkranken, um bis zu einem Drittel erhöhen.

Bei folgenden Medikamentengruppen ist inzwischen eine verstärkte Wirkung durch Grapefruit bekannt:

- Antiepileptika
- Antibiotika
- Cholesterinsenker
- Immunsupressiva
- Medikamente gegen Angina pectoris
- Medikamente gegen Depressionen und Angstzustände
- Medikamente gegen hohen Blutdruck, HIV/Aids
- Medikamente gegen Krebs, Herzrhythmusstörungen
- Neuroleptika/Antipsychotika
- Potenzmittel wie Viagra

Mit dem heutigen Wissen um diese Problematik im Zusammenspiel von Nahrungsmitteln und Arzneien müsste eigentlich auf allen Beipackzetteln von Medikamenten auch ein Warnhinweis für diejenigen Lebensmittel stehen, die zu Veränderungen der medizinischen Wirkungen führen können. Das ist aber leider nicht der Fall. Stattdessen wird von vielen Institutionen und Ärzten weiterhin pauschal Obst und Gemüse als gesunde Kost für Kranke empfohlen.

Inzwischen bekannte Wechselwirkungen zwischen Nahrungsmitteln und Medikamenten

- Alkohol mit Antidepressiva, Beruhigungs- und Schlafmitteln
- Koffeinhaltige Getränke mit Antibiotika
- Milch und Milchprodukte mit Antibiotika
- Salat und einige Gemüse mit Blutverdünnern

In den Kliniken ist man zumindest bei Chemotherapie-Patienten besser auf diese Form der ungewollten Neben- und Wechselwirkungen eingestellt. Galten vor einigen Jahren noch Obst und Vitaminzusätze als sinnvolle Begleitung der Chemotherapie, wird heute vor allem alles Vitamin-C-Reiche während der Therapie weggelassen. Auch die immer als sinnvolle Ergänzung und Stärkung des Immunsystems gepriesenen Vitamin-Zugaben können genau das Gegenteil bewirken. Im Herbst 2008 erschien in der anerkannten Fachpublikation »Cancer Research« ein Artikel, der bald darauf auch von vielen anderen Redaktionen übernommen wurde. »Vitamin C mindert Chemo-Wirkung« titelte die deutsche Presse und brachte damit das Ergebnis einer Laborstudie auf einen einfachen Nenner, das in besagtem Artikel beschrieben wurde.

Vorherige Studien zu Vitamin C (Ascorbinsäure) während Krebstherapien waren zu unterschiedlichen Ergebnissen gekommen, die sich teilweise als recht zwiespältig erwiesen. Zum einen wurde klar erkannt, dass Vitamin C eine positive Wirkung auf den Zellschutz ausübt. Zum anderen wirkt es aber auch teilweise positiv auf kranke Zellen. Was sich aber nun genau bei einer Chemotherapie im Zusammenhang mit Vitamin C im Körper abspielt untersuchte man am Memorial-Sloan-Kettering-Krebszentrum in New York in vorgenanntem Laborversuch. Bei dieser Studie erwiesen sich

Krebszellen als äußerst resistent gegen verschiedene Krebsmedikamente, wenn den Labormäusen zuvor höhere Dosen Vitamin C zugeführt wurden. Die Medikamente verloren bis zu 70 Prozent ihrer Wirkung zum Abtöten der Krebszellen. Außerdem wurde festgestellt, dass die Krebszellen bei den mit Vitamin C geimpften Mäusen wesentlich schneller zu Tumoren heranwuchsen als bei den nicht geimpften Tieren. Die Ursache hierfür liegt nach Aussagen der US-Wissenschaftler in einer wichtigen Schutzfunktion des Vitamins. Es betrifft die Mitochondrien. Dies sind die sogenannten Kraftwerke innerhalb der Zellen, in denen die Nahrungsenergie in eine für die Zelle verwertbare Form umgewandelt wird. Die Chemotherapie zielt exakt auf die Zerstörung der Mitochondrien, Vitamin C wirkt dieser Zerstörung aber als Schutzschild entgegen, auch bei Krebszellen. Dieser bekannte Vitaminschutz behindert die Effektivität jeder Chemotherapie massiv. Inzwischen gehen die meisten Krebsspezialisten davon aus, dass sich die Ergebnisse dieser Laborstudie auch direkt auf den Menschen anwenden lassen.
Mit Beginn des 21. Jahrhunderts sind auch andere Vitamine vom Podest ihrer reinen »Gesundheitsstärkung ohne Nebenwirkungen« geholt und wissenschaftlich entmythisiert worden. Neben Vitamin C werden auch die Vitamine A (Retinsäure) und E (Tocopherol) sowie das Provitamin Beta-Carotin als sogenannte »Radikalenfänger« bezeichnet und deshalb zur Krebsprävention empfohlen. In mehreren Studien sollte dies nachgewiesen werden. Eine finnische Studie hatte es sich zur Aufgabe gemacht, diese Wirkung von Beta-Carotin bei Rauchern nachzuweisen. Die Probanden erhielten täglich eine Zugabe von 20 mg Beta-Carotin. Das entspricht dem Zehnfachen der gängigen Tagesempfehlungen. Noch vor Ablauf des geplanten Studienendes zeigte sich eine bedrohliche Entwicklung. Das Krebsrisiko der Testpersonen erhöhte sich für Lungenkrebs um rund 16 Prozent. In einer anderen Studie in den USA, die mit Tagesdosen von 30 mg durchgeführt wurde, betrug

die Risikosteigerung sogar 28 Prozent. Bei diesen Probanden handelte es sich neben Rauchern auch um Arbeiter mit von Asbeststaub verseuchten Lungen. In weiteren Studien mit gesunden Menschen konnte so eine gravierende Risikosteigerung nicht nachgewiesen werden. Dennoch reagierten mehrere Aufsichtsbehörden und sprachen Empfehlungen aus, dass Raucher keine Lebensmittel mit besonders erhöhten Beta-Carotin-Werten zu sich nehmen sollten. Gleiches gilt auch für Getränke und Nahrungsergänzungen.

Untersuchungen mit Vitamin B_6 (Pyridoxin) ergaben, dass es nicht nur biochemische Verknüpfungen mit anderen Vitaminen des B-Komplexes eingeht, sondern auch Schädigungen hervorrufen kann. Im Rahmen einer Studie mit Frauen, denen man hohe Dosen des Vitamins gegen ihre Menstruationsbeschwerden verabreichte, klagten 52 Prozent nach einiger Zeit über ungewöhnliche Taubheitsgefühle an den Extremitäten. Man erkannte, dass sich Vitamin B_6 bei hohen Dosierungen im Gewebe ablagert. Diese Ablagerungen führen dann zu Nervenschädigungen.

Das wohl am meisten kontrovers diskutierte Vitamin ist Vitamin E: von den einen als wichtiger Baustein im Kampf gegen den Krebs gelobt, von den anderen als lebensgefährlich verbannt. Seit mehr als zwei Jahrzehnten scheiden sich hier die Geister. Linus Pauling, der weltweit anerkannte Guru der Vitamin-Therapie, empfahl eine Tagesdosis von 800 mg zum Schutz gegen Krebs und für ein hohes, gesundes Alter. Die DGE empfiehlt 12 mg am Tag für Frauen und 15 mg für Männer als ausreichende Versorgung. Das sind gewaltige Differenzen, zwischen denen sich ein auf seine Gesundheit bedachter Mensch entscheiden soll. Bis vor wenigen Jahren gaben auch fast alle veröffentlichten Studienergebnisse der These von Pauling recht. Die allgemein unter Wissenschaftlern diskutierte Meinung war, dass Vitamin E in hohen Dosierungen eine ideale Schutzfunktion vor Herz- und Kreislaufproblemen ausübt und auch bei zahlreichen Krebserkrankungen positiv wirken kann. Da einige Studien positive, andere gar keine messbaren Ergebnisse erbracht hatten, wurden verschiedene großangelegte Untersuchungen durchgeführt. Eine der bekanntesten ist die HOPE-Studie (Heart Outcomes Prevention Evaluation), an der mehr als 9000 Menschen teilnahmen, die alle älter als 55 Jahre waren und ein erhöhtes Risiko für Herzinfarkt oder Schlaganfall aufwiesen. Die Untersuchung wurde als randomisierte Doppelblindstudie durchgeführt (das heißt, dass weder Probanden noch Mediziner wissen, welcher Teilnehmer das zu testende Präparat und welcher ein Placebo erhält. Die Auswahl dabei erfolgt rein zufällig). Neben Vitamin E in einer Tagesdosis von 400 IE wurde auch der ACE-Hemmer Ramipril verordnet. Zur Erläuterung: 400 IE Vitamin E entsprechen etwa 270 mg. In dieser ersten Studienphase ging es hauptsächlich um die Untersuchung des Ramipril. Dann wurde die Studie um weitere drei Jahre verlängert und als HOPE-TOO bezeichnet. Diesmal war erklärtes Ziel, die mögliche Senkung der kardiovaskulären Probleme und des Krebsrisikos durch eine langfristige Therapie mit Vitamin E zu erreichen. Die im Jahr 2005 veröffentlichten Ergebnisse waren ernüchternd. Sowohl die Probanden mit Vitaminzugaben als auch ihre Kollegen, die nur ein Placebo bekamen, entwickelten prozentual die gleichen Erkrankungsbilder. Zwanzig Prozent bekamen kardiovaskuläre Probleme und jeder Achte erkrankte an Krebs. Ein Zellschutz durch Vitamin E wurde nicht nachgewiesen. Eine Auswertung von 19 Studien aus den Jahren 1993 bis 2004 brachte dann an den Tag, dass eine tägliche Beigabe von 400 IE über längere Zeiträume hinweg das Risiko eines frühzeitigen Todes sogar noch steigern kann. Sie erwies aber auch, dass Dosierungen von 200 IE (etwa 135 mg) täglich nicht schädlich sind. Ein Problem von Vitamin E ist, dass es sich im Körper anreichert. Zusätzliche Vitaminpräparate können die verwertbare Menge um das Hundertfache steigern. Diese Mengen können dann gefährlich werden. Warum die negativen Wirkungen bei hohen Konzentrationen auftreten, konnte bisher nicht genau erforscht werden. Man geht aber davon aus, dass ab einer bestimmten Dosis und in einem ganz speziellen Milieu das körpereigene antioxidative System durch Vitamin E durcheinandergebracht wird. Vor allem Diabetiker und Menschen mit Gefäßerkrankungen sollten keine Zusätze oder Ergänzungen mit hohen Vitamin-E-Dosierungen zu sich nehmen, wollen sie unkalkulierbare Gesundheitsprobleme vermeiden.

Es gibt aber auch Wechselwirkungen zwischen Arzneistoffen und Vitaminen, die in die andere Richtung gehen. Eines der bekanntesten Beispiele dafür ist Kortison, auch Cortison geschrieben. Hierbei handelt es sich um eine ganze Wirkstoffgruppe von Hormonen, die der Organismus in der Nebennierenrinde bildet. Wegen ihrer vielfältigen Eigenschaften wurden sie von Wissenschaftlern zu Arzneisubstanzen weiterentwickelt. Vor allem die Fähigkeit, Immunreaktionen abzubremsen und so auch gegen starke Entzündungen zu wirken, wird in der Medizin geschätzt. Kortison gehört heute zur Standardtherapie bei zahlreichen Entzündungsprozessen, vor allem bei rheumatischen Gelenkerkrankungen, aber auch bei bestimmten Hautproblemen. Trotz aller positiven Eigenschaften darf man aber nicht verschweigen, dass Kortison auch heftige Nebenwirkungen auslösen kann. Vor allem bei längerer Anwendung in Tablettenform können die Probleme gravierend werden. Bekannte Nebenwirkungen sind Wasser- und Fetteinlagerungen, die bereits mit eigenen Begriffen bedacht werden. So spricht man vom »Kortisongesicht« und vom »Kortisonnacken«, weil sich an diesen Körperstellen für den Wirkstoff typische Einlagerungen zeigen. Durch die starken Einwirkungen in das Hormonsystem können auch Schlappheit und Immunschwäche auftreten. Da Kortison die Kalziumaufnahme hemmt, können längere Therapien zu Knochenschwund führen. Weniger bekannt ist, dass Kortison den Spiegel der Vitamine C und B_6 senkt. Diese beiden Vitamine sind aber

wichtig für die Haut und das Stützgerüst der Knochen. Mangelzustände durch langwierige Kortison-Therapien werden leider zu selten erkannt.
Ein großes Problem bereitet Kortison den Millionen von Diabetikern, weil es den Blutzuckerspiegel quasi explodieren lässt. Dies gilt auch bei kurzzeitigen Therapien. Wie ich aus langjähriger eigener Diabetiker-Praxis weiß, sind nicht alle Therapeuten über die vollen Auswirkungen dieser Problematik informiert. Da man vieles über die Nebenwirkungen bei Langzeittherapien weiß, setzen die meisten Ärzte Kortison inzwischen kurzfristig aber hochdosiert als Stoßtherapie ein, um danach auf andere Wirkstoffe umzustellen. Diese hohen Dosen können allerdings für Diabetiker gefährlich sein, wenn sie nicht über die Turbulenzen ihres Blutzuckerspiegels informiert sind und sich darauf einstellen können. Während einer solchen Stoßtherapie sollten Diabetiker ihren Blutzucker doppelt so oft kontrollieren und mit Insulin regulieren, wie sie es im Normalfall tun. Am besten ist es aber, als Diabetiker ganz auf Kortison-Therapien zu verzichten. In der heutigen Zeit gibt es in vielen Fällen auch Therapie-Alternativen. Man sollte deshalb stets den behandelnden Therapeuten darauf hinweisen.
Reden wir über Medikamente, so sind meist die rezeptpflichtigen Arzneien mit hohen Wirkstoffdosierungen gemeint. Sie alleine bilden aber in der Praxis der meisten Patienten nicht die einzige Gefahrenquelle für unerwünschte Nebenwirkungen. Man sollte vor der Einnahme allerdings auch den Beipackzettel genau lesen und sich an Warnungen und Hinweise halten. Wichtig ist weiterhin, gute Ärzte und Apotheker in Anspruch zu nehmen. Sie erklären die auftretenden Veränderungen im Therapieverlauf und weisen darauf hin, welche Substanzen oder Stoffe man möglicherweise meiden sollte. Dies bietet zwar keinen hundertprozentigen Schutz vor gefährlichen Neben- und Wechselwirkungen, senkt aber das Risikopotenzial deutlich. Für jeden Therapeuten ist es

wichtig, dass sein Patient auch aktiv an der Therapie mitwirkt und zusätzliche Einnahme von Arzneien mit ihm abspricht. Dies trifft vor allem auf die zahlreich angebotenen frei verkäuflichen Arzneimittel und sogenannten Nahrungsergänzungen zu. Diese machen heute mehr als 90 Prozent des Umsatzes der meisten Internet-Apotheken aus und sind auch die größte Einnahmequelle aller Apotheken vor Ort. Da unser völlig veraltetes Arzneimittelrecht davon ausgeht, dass die Wirkstoffe dieser Arzneien so niedrig dosiert sind, dass sie nicht gefährlich werden können, wird dies auch noch lange so bleiben. Nach dem aktuellen Stand der weltweiten Forschung ist aber in Fachkreisen bekannt, dass jeder Stoff, jede Substanz, die im Organismus eine Wirkung hervorrufen kann, auch auf andere Wirkstoffe reagiert und sie verändern kann. Das Gebiet der Wechselwirkungen von Medikamenten, Arzneien, Nahrung und Ergänzungen ist so komplex, dass man für alle erdenklichen Verbindungsmöglichkeiten keinen annähernd richtigen Zahlenwert bestimmen kann. Einer Veröffentlichung im November des Jahres 2007 konnte man entnehmen, dass man für Deutschland jährlich mit 300 000 Klinikeinweisungen und 16 000 bis 25 000 Todesfällen kalkulieren kann, die auf solchen Neben- und Wechselwirkungen basieren. Zwar werden immer wieder Forderungen erhoben, die Therapiedaten von Millionen Patienten in der Praxis zu erheben, doch blieben alle Versuche dieser Art bisher Stückwerk. Auch die Forderung anerkannter Pharmakologen an die medizinischen Fachgesellschaften zur besseren Hilfe und Information von Ärzten zeigen noch keine deutlichen Verbesserungen in der Alltagspraxis der meisten niedergelassenen Ärzte.

Therapeuten und ihre Patienten stehen folglich vor der schwierigen Aufgabe, sich so gut wie möglich selbst zu informieren. Das wird besonders schwierig, wenn Patienten über mehrere Symptome gleichzeitig klagen. Kommen etwa hoher Blutdruck, ein erhöhter Cholesterinspiegel, Diabetes und Alzheimer zusammen, sind Wechselwirkungen der unterschiedlichen Medikamente nahezu vorprogrammiert. Nun bleibt es dem behandelnden Arzt überlassen, letztendlich nur noch zwischen »Pest und Cholera« zu entscheiden, wenn er sich an die gültigen Therapievorgaben der Schulmedizin zur reinen Symptombekämpfung hält. In solchen Fällen – und die gibt es zu Millionen in unserem Land – ist eine sinnvolle Therapie nur mit Hilfe einer ganzheitlichen Betrachtungsweise möglich. Dabei sind Ärzte mit medizinischer Grundausbildung und zusätzlichen alternativen Weiterbildungen deutlich im Vorteil. Dieser Trend setzt sich bei den niedergelassenen Ärzten auch immer weiter durch, um den reinen Medikamenten-Therapien wesentlich sinnvollere Kombinationen aus Naturheilverfahren und entsprechenden Arzneien mit chemischen Medikamenten entgegensetzen zu können. So lassen sich viele Wechselwirkungen von Medikamenten vermeiden. Welche Risiken selbst in Kombinationen mit als leicht eingestuften Mitteln stecken, zeigen die Auszüge aus einigen Veröffentlichungen der vergangenen Jahre:

Antibabypille – Die weltweit verwendeten Verhütungsmittel können durch die zusätzliche Einnahme verschiedener Medikamente ihre Wirkung verlieren. Ungewollte Schwangerschaft kann die Folge sein. Für solche Nebenwirkungen inzwischen bekannte Präparate sind: Antibiotika, Epilepsie-Mittel, Johanniskraut-Arzneien, Paracetamol-Tabletten und einige Abführmittel.

Die Antibabypille kann aber auch die Wirkung einiger Medikamente verändern. So ist bekannt, dass die Psychopharmaka-Wirkstoffe Benzodiazepin und Diazepam in ihren Wirkungen verstärkt werden. Für Frauen, die mit Hilfe der Antibabypille so risikolos wie möglich verhüten wollen, empfiehlt es sich, jede zusätzliche Arzneieinnahme mit ihrem Arzt genau abzusprechen.

Antihistaminika – Sie enthalten Substanzen, die den Allergie-Botenstoff Histamin hemmen. Die rezeptfreien Präparate enthalten meist die Wirkstoffe Cetirizin, Dimetinden oder Loratadin.

Verschreibungspflichtig sind Wirkstoffe wie Desloratadin oder Levocetirizin. Weder die verschreibungspflichtigen noch die rezeptfreien Mittel sind harmlos. Übelkeit, Schlappheit, Kopfweh, trockener Mund und Müdigkeit sind ebenso bekannte Nebenwirkungen wie das Nachlassen der Reaktionsfähigkeit. Der Allgemeinheit weniger bekannt sind auch Wechselwirkungen mit Schlafmitteln oder Präparaten gegen Parkinson. Problematisch wird die Anwendung von Antihistaminika bei Patienten, die unter erhöhtem Blutdruck oder Asthma leiden und bei Schwangeren. Diese sollten auch frei verkäufliche Mittel nur in genauer Absprache mit ihrem behandelnden Therapeuten anwenden.

Potenzmittel – Viagra ist heute umgangssprachlich meist der Oberbegriff für eine ganze Gruppe von Tabletten, die sich in der Praxis bei Patienten mit erektiler Dysfunktion als besonders wirksam erwiesen haben. Der Sammelbegriff basiert auf dem ersten dieser Mittel, das im Jahr 1998 als Medikament zugelassen wurde. Die Wirkung von Viagra® wird durch den Arzneistoff Sildenafil hervorgerufen. 2002 wurde Cialis® mit dem Wirkstoff Tadalafil und 2003 Levitra® mit Vardenafil zugelassen. Die Wirkung dieser drei Präparate liegt bei über 80 Prozent. Da Sildenafil am längsten auf dem Markt ist, gibt es zu diesem Arzneistoff auch die fundiertesten Aussagen von Ärzten und Patienten. Die starken Neben- und Wechselwirkungen werden immer wieder publiziert, ebenso die bereits eingetretenen Todesfälle. Diese beruhen aber zumeist auf exzessivem und nicht kontrolliertem Gebrauch. Neben der akuten Gefahr für Menschen mit koronaren Herzerkrankungen hat sich inzwischen auch herausgestellt, dass Sildenafil andere Medikamente stark beeinflussen kann. Erwähnt werden in den Fachpublikationen vor allem nitrathaltige Arzneien und mehrere Aids-Medikamente.

Besonders heimtückisch ist aber der Einsatz von Sildenafil in Arzneien, die als Naturmedizin vertrieben werden. Der Wirkstoff ist dabei in den Inhaltsstoff-Listen nicht aufgeführt. Im Jahr 2007 warnte das Bundesinstitut für Arzneimittel und Medizinprodukte vor zwei Präparaten aus Asien, die als Produkte der Traditionellen Chinesischen Medizin (TCM) über das Internet vertrieben werden. In diesen beiden Potenzmitteln mit den Namen »Ceedra« und »PerfeX-men« wurde die Substanz Hydroxy-Acetildenafil nachgewiesen. Das ist ein Abkömmling von Sildenafil. Die Fachleute gehen davon aus, dass noch zahlreiche andere sogenannte »natürliche Potenzmittel« mit einem der vorgenannten Wirkstoffe versetzt sind. Man sollte deshalb darauf verzichten und bei echten Potenzproblemen lieber mit einem Arzt des Vertrauens darüber reden.

Prostatamittel – Vor einiger Zeit kam ein Arzneistoff mit dem Namen Tamsulosin in die negativen Schlagzeilen, der bereits seit Jahren zur Behandlung der Benignen Prostatahyperplasie (BPH) eingesetzt wird. Neben den bekannten und auf den Beipackzetteln vermerkten eher seltenen Nebenwirkungen kam es in mehreren Fällen zu Atembeschwerden. Laut ABDA (Bundesvereinigung Deutscher Apothekerverbände), die sich auf Angaben der AMK (Arzneimittelkommission der Deutschen Apotheker) beruft, treten bei manchen Männern mit Prostatabeschwerden bereits nach der Einnahme weniger Einheiten erste Anfälle von Atemnot auf. Als Ursache wird ein Anschwellen der Schleimhaut des Kehlkopfes oder der oberen Luftwege genannt. Wird das entsprechende Präparat abgesetzt, lassen die Atemprobleme bereits nach kurzer Zeit deutlich nach. Prostatapatienten, die Präparate mit diesem Wirkstoff einnehmen, sollten beim ersten Anzeichen von Atemproblemen direkt mit ihrem behandelnden Arzt reden.

Schmerzmittel – Die in der Werbung meist als harmlos dargestellten frei verkäuflichen Schmerzmittel können bei häufiger Einnahme gefährlich werden. Mittel wie Ibuprofen oder Paracetamol unterliegen keiner weiteren Kontrolle durch Ärzte oder Apotheker. Sie können folglich in beliebiger Menge erworben und eingenommen werden. Bereits vor drei Jahren zeigte aber eine Studie der Harvard University in den USA, dass sie nicht so harmlos sind, wie meist suggeriert wird. An dieser Studie nahmen 5000 Frauen teil. Getestet wurde in einer Gruppe die tägliche Einnahme von 550 mg Paracetamol, in einer weiteren die Dosis von 400 mg Ibuprofen. Paracetamol verdoppelte in dieser Studie das Bluthochdruckrisiko der Frauen, Ibuprofen erhöhte es um 78 Prozent. Für Bluthochdruck-Patientinnen zeigte sich, dass die Wirkung ihrer Senkungsmittel vermindert wurde. Als Fazit wiesen die US-Forscher unter der Leitung von John Forman darauf hin, dass es besser sei, nach Möglichkeit nichtmedikamentöse Lösungen für eine Schmerztherapie zu wählen.

Schmerzpflaster – Selbst die immer als besonders sanft und harmlos deklarierten Schmerzpflaster können zu schweren Gesundheitsschäden führen. Bisher wurden bereits zwei Todesfälle bekannt, die auf solche Pflaster zurückzuführen sind. In einem Fall war es ein Kleinkind, das ein Pflaster verschluckt hatte. Im anderen Fall eine 91-Jährige, die unter der Trockenhaube beim Friseur plötzlich über Herzrasen und Atemnot klagte. Zwar geben diese Pflaster ihre Wirkstoffe im Normalfall wohldosiert über einen längeren Zeitraum hinweg ab. Dies kann aber durch starken Hitzeeinfluss wesentlich beschleunigt werden. Auf Schmerzpflaster sollte deshalb unbedingt verzichtet werden, wenn man lange in der heißen Sonne liegt, die Sauna besuchen will, heiße Bäder, Wärmetherapien oder Heizdecken anwendet.

Für alle Patienten, die mit Arzneistoffen therapiert werden, sollte es folglich wichtig sein, sich über alle Wirk- und Inhaltsstoffe so genau wie möglich zu informieren. Wer verunsichert ist, sollte in jedem Fall mit dem behandelnden Therapeuten Rücksprache nehmen. Im Zweifel helfen auch die meisten Apotheker weiter. Eigentherapien mit Produkten unbekannter Herkunft oder nicht klar definierten Inhaltsstoffen bergen wesentlich mehr Risiken als Nutzeffekte. Dies gilt in zunehmendem Maße für Produkte aus dem Internet. Bei diesen meist anonymen Geschäften ist die Hemmschwelle von Betrügern und Geschäftemachern besonders niedrig. Selbst bekannte Präparate mit guten Markennamen schützen nicht vor unerwarteten Gesundheitsproblemen, denn inzwischen wird nahezu alles billig kopiert. Da macht man auch vor essentiellen aktiven Medikamenten keinen Halt.

Bisher haben wir uns vor allem mit den Problemen kranker Menschen befasst. Doch auch die meisten anderen Bewohner der modernen Industriestaaten sind bei weitem nicht so gesund, wie sie selbst meinen. Häufig werden chronische Erkrankungen erst spät oder gar nicht erkannt. So wissen wir zum Beispiel, dass es vermutlich inzwischen 6 bis 8 Millionen Diabetiker in Deutschland gibt, doch das ist nur eine Dunkelziffer. Fachleute erklären dazu, dass man tatsächlich von der doppelten Anzahl ausgehen muss. Eine neue internationale Studie belegt einen ähnlichen Trend bei Bluthochdruck-Patienten. So wurden vor kurzer Zeit rund 1600 Menschen aus Belgien, Großbritannien und Italien auf Bluthochdruck untersucht. Gleichzeitig wurden diese Probanden nach ihrer Gesundheit befragt. Am Ende der Untersuchung stand fest, dass 24 Prozent der Befragten unter hohem Blutdruck litten. Mehr als die Hälfte dieser Betroffenen, 56 Prozent, wusste nichts davon. Die Menschen, die über ihre Erkrankung informiert waren, hatten diese in der Mehrheit aber nicht im Griff. Die Deutsche Herzstiftung geht davon aus, dass in unserem Land etwa ein Viertel aller Menschen von der Hypertonie betroffen ist. Bleibt die Erkrankung unentdeckt, sind Schädigungen sämtlicher Organe vorprogrammiert, bis hin zum Schlaganfall. Hinzu kommt ein wesentlich erhöhtes, weil nicht bekanntes Risiko bei der Einnahme zahlreicher Arzneimittel gegen andere Gesundheitsprobleme.

Unser toxisches Alltagsleben

Bei vielen Menschen sind auch ohne Vorerkrankungen bereits erste Anlagen zukünftiger Gesundheitsprobleme in den Organismus gelangt, ohne dass sie sich dessen bewusst sind. Einige Auslöser solcher schädigenden Entwicklungen sind überall in unserem inzwischen recht toxischen Alltagsleben zu finden. Es beginnt bereits am frühen Morgen bei der Körperpflege. Ob Badezusätze, ein Deodorant, die beliebten Gesichts-, Rasier- und Haarwasser oder Hautcremes – sie alle enthalten Stoffe, die in größeren Mengen oder wenn sie über längere Zeiträume hinweg verwendet werden toxische Reaktionen hervorrufen können. Gleiches gilt für die überall im Haushalt eingesetzten Reinigungsmittel. Selbst unsere Seife und Parfüms oder auch Waschmittel sind nicht ungefährlich, da sie im Verlauf der vergangenen Jahrzehnte eine rein chemische Weiterentwickung durchgemacht haben. Die ursprünglichen natürlichen Basisstoffe wurden dabei immer weiter verdrängt und durch künstliche ersetzt. Am Beispiel von Waschmitteln wird diese Entwicklung leicht erkennbar. Während unsere Mütter und Großmütter Mitte des 20. Jahrhunderts noch mit Waschflocken und Schmierseife den verschmutzten Textilien zu Leibe rückten, steht der Hausfrau von heute eine ganze Palette von Waschmitteln zur Verfügung. Das hört sich erst einmal recht positiv an, doch darf man dabei nicht außer Acht lassen, woraus die modernen Waschmittel bestehen. Die Flocken und Seifen der früheren Jahre waren noch aus Knochen und Fett von Tieren, also aus natürlichen Rohstoffen hergestellt. Diesen wurden ebenso natürliche Zusätze beigegeben, und das Endprodukt Waschmittel war für den Menschen leicht abbaubar, ohne große toxische Probleme und somit relativ ungefährlich. Betrachtet man einmal die Zusammensetzungen der aktuellen Waschmittel, ergibt sich ein völlig anderes Bild.

Heute stehen neben Vollwaschmitteln (30^0 bis 90^0) noch Buntwaschmittel (30^0 bis 60^0), Feinwaschmittel (30^0) und Spezialwaschmittel für Seide, Daunen und spezielle Textilfasern zur Verfügung. Sie alle gibt es als Pulver, Tabs, Flüssigmittel oder Konzentrat. Die Inhaltsstoffe ähneln sich in ihren Rezepturen. Zur Herstellung moderner Waschmittel werden meist verwendet:

Tenside – das sind Substanzen zur Herabsetzung der Oberflächenspannung von Flüssigkeiten. Sie sind auch in Spülmitteln, Duschgels, Shampoos und ähnlichen Mitteln enthalten.

Waschalkalien – sie sollen den pH-Wert der Waschlauge erhöhen. Häufig wird Natriumcarbonat verwendet. Es ist ein Salz der Kohlensäure und wird auch als Lebensmittelzusatzstoff eingesetzt. Dort trägt es die Bezeichnung E 500.

Enzyme – spielen eine wichtige Rolle im Stoffwechsel lebender Organismen. Sie steuern und beschleunigen einen großen Teil biochemischer Reaktionen bis hin zum Kopieren der Erbinformation. Im Waschmittel dienen sie der Entfernung von eiweiß- und stärkehaltigen Flecken, wirken gut bei niedrigen Waschtemperaturen und werden bei hohen Temperaturen zerstört.

Wasserenthärter – sind Substanzen, die sogenannte Härtebildner wie Calcium und Magnesium im Wasser unterdrücken sollen. Solcherart gebildetes weiches Wasser ist günstiger für alle Anwendungen, bei denen das Wasser erhitzt wird. Außerdem entstehen so weniger Kalkablagerungen. Von Nachteil ist allerdings die gesteigerte Schaumbildung bei Waschmitteln und die schlechte Entfernbarkeit von Seife.

Silikone – sind synthetische Polymere und werden als Entschäumer zugesetzt, um die gesteigerte Schaumbildung der Wasserenthärter zu regulieren.

Bleichmittel und -aktivatoren – Bleichmittel entfernen schwer auswaschbare Verschmutzungen wie Fruchtsaft oder Blut. Es handelt sich bei ihnen häufig um Zusätze auf der Basis von Wasserstoffperoxid. Bei hohen Waschtemperaturen sind sie besonders wirksam. Bleichaktivatoren werden zugesetzt, um die Wirksamkeit der Bleichmittel auch bei niedrigen Temperaturen zu ermöglichen.

Weißmacher – sind optische Aufheller aus fluoreszierenden Substanzen. Sie sollen den Weißgrad steigern und den Gelbstich von Materialien kompensieren. So bleiben Farben bei Buntwäsche »brillanter«.

Farbübertragungsinhibitoren – sind Zusatzstoffe bei Buntwaschmitteln, die beim Waschen die Übertragung von Farbstoffen auf andere Textilien verhindern sollen. Häufig wird PVP (Polyvinylpyrrolidon) verwendet. Diese Substanz verhindert das Aufziehen von Farbstoffen auf Textilfasern.

Schmutzträger – verhindern, dass sich abgelöster Schmutz wieder auf der Wäsche niederlegt. Oft werden Carboxymethylcellulosen (CMC) in Waschmitteln verwendet. Hierbei handelt es sich um Cellulose-Derivate.

Duftstoffe – sind chemische Substanzen, die in Waschmitteln den Eigengeruch überdecken sollen. Sie sollen dem Gehirn auch Gefühle wie Frische und Sauberkeit vermitteln.

Stellmittel – halten Waschpulver während der Lagerung pulverförmig. Ein weiterer Aspekt ist das kostengünstige Auffüllen von Packungen. Sie sind somit auch Streckmittel zur Gewinnsteigerung.

Alkohole – werden flüssigen Waschmitteln zugesetzt. Sie verstärken die reinigungswirkenden Substanzen und fungieren gleichzeitig als Konservierungsmittel.

Galt früher der Grundsatz, neu erworbene Textilien zuerst einmal zu waschen, um so die während der Verarbeitung verwendeten Chemikalien zu entfernen, ergibt sich heute eine neue Frage. Wann sind eigentlich mehr Chemikalienreste in meiner Kleidung: vor oder nach dem Waschgang? Dies gilt vor allem dann, wenn die Waschmittel überdosiert werden. Leider ist das heute oft der Fall.

Aber nicht nur der Haushalt, auch andere Arbeitsbereiche weisen eine Vielzahl versteckter Schadstoffe auf, deren Risiken vielen Arbeitnehmern nicht so richtig bewusst sind. Wie bereits zuvor am Beispiel von Waschmitteln aufgezeigt, nehmen chemische Substanzen im Arbeitsleben immer mehr zu. So ist es nicht weiter verwunderlich, dass die chemische Industrie permanente Wachstumssteigerungen verzeichnen kann. Nach neuen Publikationen der OSHA (Europäische Agentur für Sicherheit und Gesundheitsschutz am Arbeitsplatz) sind mehr als 31 Millionen Menschen in der EU während ihrer Arbeitszeit krebserregenden Stoffen ausgesetzt. 22 Prozent arbeiten mit dem Risiko, Dämpfe oder Stäube einzuatmen. Von den rund 30 000 derzeit am meisten verwendeten Chemikalien sind bis heute etwa zwei Drittel noch gar nicht oder nur unzureichend erforscht. Dennoch werden permanent neue chemische Substanzen entwickelt. Nach Aussagen von abeKra (Verband arbeits- und berufsbedingt Erkrankter e.V.) wird im gewerblichen Bereich inzwischen mit mehr als 120 000 Gefahrstoffen hantiert. Die Möglichkeiten sich daraus ergebender Gemische und Verbindungen gehen in die Millionen. Sie alle untersuchen zu wollen ist völlig unmöglich. So ist es nicht weiter verwunderlich, dass für den Arbeitsbereich nur für solche Stoffe Richtwerte erlassen werden, die man bereits untersucht hat. Alle anderen werden oft einfach ignoriert. Leider kann das unser Organismus nicht. Er nimmt alle diese feinen und feinsten Substanzen auf, lagert und verarbeitet sie und reagiert dann darauf auf seine eigene Art. Irgendwann wird er in seinen Funktionen gestört, und der betroffene Mensch ist krank.

Aber dort, wo all diese Substanzen hergestellt werden, sind die gesundheitlichen Risiken für die Beschäftigten besonders groß. Doch heute kann man die Hochrisikobranchen nicht mehr so klar abgrenzen wie noch vor drei oder vier Jahrzehnten. Inzwischen reichen sie von der chemischen und Metall verarbeitenden Industrie über Baugewerbe, Reinigungs- und Druckindustrie sowie das

Gesundheitswesen bis hin zum Automechaniker oder zum Landwirt. Selbst im Büro ist man dank all der neuen technischen Gerätschaften nicht mehr sicher vor chemischen Schadstoffen. Wie in nahezu allen anderen Bereichen, in denen es um Höchst- oder Grenzwerte geht, werden auch für Schadstoffe am Arbeitsplatz solche Zahlenwerte festgelegt. Zuständig ist bei uns das Bundesministerium für Arbeit und Soziales. Doch wie immer, wenn Politiker, Beamte und Funktionäre sich mit solchen Dingen befassen, die schriftlich niedergelegten Ergebnisse entsprechen häufig eher den Wünschen der Industrie als den Bedürfnissen der Arbeitnehmer. Galten früher die MAK-Werte (Maximale Arbeitsplatz-Konzentration) und BAT-Werte (Biologischer Arbeitsstoff-Toleranzwert), wurden diese zum 1. Januar 2005 durch neue Begriffe und natürlich auch neue Werte ersetzt. Jetzt heißen sie AGW (Arbeitsplatzgrenzwert) und BGW (Biologischer Grenzwert), wie in der neuen GefStoffV (Gefahrenstoffverordnung) nachzulesen ist. Um die Verwirrung noch weiter zu treiben, sollen die alten Bezeichnungen aber bis zur vollständigen Umsetzung der Verordnung als Richt- und Orientierungswerte weiterverwendet werden. Wer nun denkt, dass damit endlich für alle verständliche Grenzwerte festgelegt wurden, hat sich geirrt. Da gibt es auch noch den BLV (binding limit value). Das ist der EG-Arbeitsplatzgrenzwert, der von allen Mitgliedsstaaten der EG als Mindeststandard zu übernehmen ist. Nicht zu vergessen sind auch die EW-UVT (Empfehlungswerte der Unfallversicherungsträger). Und da ist noch die MIK (Maximale Immissions-Konzentration), die Empfehlungen für Grenzwerte der Luftverunreinigung bodennah im Freien angibt, falls man einmal eine Arbeitspause an frischer Luft einlegt.

Dieses Sammelsurium an Richtlinien und Grenzwerten dient nicht wirklich der Klarstellung, was in welcher Konzentration schädlich ist. Es hilft eher Arbeitgebern und ihren Versicherungen, sich aus der Verantwortung zu schleichen, wenn es um chronische Arbeitserkrankungen geht. Das zeigen immer wieder die Prozesse geschädigter Menschen, die oft nur mit großem finanziellen und zeitlichen Aufwand positiv zu führen sind. Zum eigenen Schutz sollte jeder Arbeitnehmer sofort auf Probleme am Arbeitsplatz hinweisen, wenn es um seine Gesundheit und die seiner Kollegen geht. Undichte Rohre, starke Geruchsentwicklung, austretende Stäube und Dämpfe und nicht funktionierende Absauganlagen bedeuten immer und in jedem Fall ein erhöhtes Gesundheitsrisiko. Auch wenn die Angst um den Arbeitsplatz bei vielen Menschen vorrangig ist. Wenn sie erst einmal chronisch krank sind, ist der Arbeitsplatz auch fort. Auch in schwierigen Zeiten ist die Wahrscheinlichkeit größer, einen neuen Job zu bekommen, als chronische Gesundheitsschäden wieder loszuwerden. Die Natur hat unseren Organismus und sein Abwehrsystem nicht auf die dauerhafte Verarbeitung von Schadstoffen ausgerichtet. Die krankhaften Reaktionen können alle Körperbereiche erfassen. Es kommt zu Blut-, Haut-, Herz-, Leber-, Nieren-, Muskel- oder Skelettschäden. Neurologische Schäden, Kreislaufprobleme und Herzinfarkt sind ebenfalls häufige Folgen von Berufserkrankungen. Ihnen nach Möglichkeit zu entgehen ist die beste Prävention, will man sich nicht zusätzlich mit Toxinen belasten.

Dazu noch die Umweltgifte

Wer bis zu dieser Stelle des vorliegenden Buches noch der Meinung ist, dass ihn die vorgenannten Risiken nicht tangieren können, weil er weder krank ist noch unnötige Arzneien zu sich nimmt, sich bewusst gesund ernährt und allen Alltagsrisiken aus dem Weg geht, sollte dieses Kapitel besonders sorgfältig lesen.

Im Herbst 2008 kamen Nahrungsergänzungen in die Schlagzeilen der Fachpresse, die seit Jahren eine immer größere Rolle im weltweiten Markt der Nahrungsergänzungsmittel spielen. Es sind die als »Blaugrüne« bekannten AFA-Algen. Die Masse dieser Präparate kommt aus dem US-Staat Oregon. Sie werden vollmundig zur Stärkung des Immunsystems, Milderung von Gelenkerkrankungen, Erhöhung der geistigen Leistungsfähigkeit, sogar gegen das Alzheimer-Syndrom und bei Kindern mit ADHS (Aufmerksamkeits-Defizit-Hyperaktivitäts-Syndrom) und vieles mehr angepriesen. Seriöse wissenschaftliche Studien für diese Wirkungen liegen allerdings nicht vor. Untersuchungen von 16 Algenprodukten an der Universität Konstanz brachten nun an den Tag, dass 10 der untersuchten Produkte eine gefährlich hohe Konzentration von Microcystin aufwiesen. Dies ist ein starkes Lebergift, das mit dem in Knollenblätterpilzen zu vergleichen ist. Neben den Nieren kann es auch das Gehirn schädigen. Die Gesundheitsbehörden von Oregon haben für Microcystin einen Höchstwert von 1 Mikrogramm pro Gramm festgelegt. Dieser Wert wurde in einigen der untersuchten Präparate bis zum Achtfachen überschritten. Das sensibilisierte die Behörden in der Schweiz, die aufgrund der Konstanzer Untersuchung die beanstandeten Produkte umgehend vom Markt nahmen. Die Wissenschaftler gehen inzwischen davon aus, dass so hohe Konzentrationen auf die völlige Überdüngung des Lake Klamath zurückzuführen sind. Dies ist der See in

Oregon, aus dem die Algen der meisten untersuchten Präparate stammen.
Wie sehr die Verschmutzung von Gewässern über die Nahrungskette Einfluss auf unsere Gesundheit gewinnen kann, zeigen weitere Studien auf der gesamten Welt. So wurden im März des Jahres 2006 in der Schweiz die Ergebnisse einer Untersuchung von Gewässern in fünf Kantonen veröffentlicht. Ziel dieser Studie war die Suche nach hormonwirksamen Substanzen und Arzneimittelrückständen. Heute werden mehr als 3000 chemische Substanzen bei der Herstellung von Arzneimitteln verwendet. Nach der Medikamenteneinnahme durchlaufen sie den Körper und werden über den Urin wieder ausgeschieden. Das gilt auch für natürliche und synthetische Hormone. Diese Chemikalien werden neben der Pharmaindustrie auch in der chemischen Industrie verarbeitet. Die Reste und Abfälle gelangen ins Abwasser. In den Klärwerken werden sie aber nicht vollständig abgebaut. So gelangen permanent kleine und kleinste Restpartikel in die Gewässer.
Um festzustellen, wie sich solche permanenten Belastungen auswirken können, wurden für die Schweizer Studie an 20 Messpunkten in fünf Kantonen die Konzentrationen von 84 Arzneistoffen und hormonwirksamen Substanzen ermittelt. Dabei konnten 32 dieser Stoffe in Seen und Flüssen nachgewiesen werden. Es handelte sich dabei um Hormone und ähnliche Stoffe, Antibiotika, Schmerzmittel, Entzündungshemmer, Beta-Blocker, Lipidsenker, Antiepileptika, Chemotherapeutika und Röntgenkontrastmittel. Weitere Auswertungen der Studie ergaben, dass die meisten der ermittelten Rückstände aus Haushaltsabwässern stammen. Auch waren die gemessenen Dosen so gering, dass sie als Einzelbelastungen nicht relevant sind. Das Risiko ist aber die Ablagerung und chronische Aufnahme durch Pflanzen, Tiere und den Menschen selbst.
Unseren Gewässern und somit auch dem Trinkwasser drohen aber

noch weitere toxische Gefahren. So ließ im März 2005, zum »Tag des Wassers«, eine Publikation des Statistischen Bundesamtes aufhorchen. Die Unfälle mit giftigen Substanzen hatten sich in den vergangenen Jahren deutlich erhöht. Dies traf nicht nur auf die Anzahl der Unfälle, sondern auch auf die Mengen der dabei ausgetretenen Schadstoffe zu. 2001 wurden 3300 m^3 erfasst, 2003 waren mit 4300 m^3 rund 30 Prozent mehr Giftstoffe ausgetreten. Insgesamt wurden für diesen Zeitraum 7000 Unfälle verzeichnet, wobei es sich hauptsächlich um Verkehrsunfälle handelte. Nicht erfasst sind die zahlreichen kleinen und mittleren Betriebsunfälle, bei denen ebenfalls Laugen, Lösungen und Ähnliches ausgetreten ist, die aber meist betriebsintern geregelt werden. Ein weiterer, immer größer werdender Bereich der Gewässer- und Trinkwasserverschmutzung betrifft die unsachgemäßen und illegalen Entsorgungen. In der Regel werden nur die wenigen großen Fälle bekannt, die aufgedeckt und in den Medien ausführlich publiziert werden. Der Eimer mit Lauge, der irgendwo hingekippt wird, die Batterien im Hausmüll oder das in ein Bauloch gekippte Altöl sieht außer den Verursachern niemand. Solche Umweltsünden gehören inzwischen zum gedankenlosen Alltag in den meisten Industrieländern. In den Schwellenländern wie Indien oder China sieht es noch wesentlich schlimmer aus. Dort werden die Abwässer tausender Firmen nahezu ungeklärt in Flüsse oder das Meer geleitet, wie in den beiden vergangenen Jahrhunderten auch noch bei uns. So ist inzwischen die Schwermetallbelastung aller Gewässer bedrohlich angestiegen. Einige dieser Metalle sind hoch toxisch, wie zum Beispiel Blei, Nickel oder Quecksilber. Sie werden in den Ozeanen von Fischen und anderen Meeresbewohnern aufgenommen und landen dann in unserer Nahrungskette, letztendlich in unserem Körper. Dort können sie sich ablagern, über Jahre hinweg unentdeckte Depots anlegen und so unsere Gesundheit dauerhaft irreparabel schädigen.

Unserer Atemluft und den Böden geht es inzwischen auch nicht viel besser. Benzin, Heizöl und Kohle erzeugen bei der Verbrennung neben der erwünschten Energie auch giftige Abgase. In den vergangenen Jahren wurden vor allem in Europa viele Maßnahmen ergriffen, um mit immer besseren Filtern so viele Gifte wie möglich aus den Abgasen zu entfernen. Doch leider werden solche sinnvollen Filter nicht weltweit in gleichem Maße eingesetzt. So nimmt die Luftverschmutzung immer weiter zu. Es entsteht der sogenannte saure Regen. Dieser hält sich nicht an Ländergrenzen oder ausgewiesene Gebiete für biologischen Anbau. Er kommt überall herunter und verseucht so den Boden, auf dem Obst, Salat und Gemüse wächst. Erneut kommt neben der Atemluft die Nahrungskette ins Spiel, und weitere Toxine besiedeln unseren Körper, lagern sich in kleinen Spuren in Organen und Gewebe an und bilden mit den bereits vorhandenen Giften ein immer stärker werdendes toxisches Milieu.

Durch die Globalisierung ist die Umweltverschmutzung zu einem Problem geworden, das inzwischen alle Menschen betrifft und nicht an den Grenzen von Staaten aufhört. Auch wenn man davon ausgehen kann, dass in den Ländern der EU, insbesondere den Kernländern, inzwischen immer stärkere Anstrengungen unternommen werden, die Umweltverschmutzung zumindest nicht weiter voranschreiten zu lassen, leben wir Europäer schon lange nicht mehr auf einer »Insel der Gesunden«. Importe aus Ländern, die weniger auf die Sicherheit ihrer Produktionsstätten achten, sind heute für den Endverbraucher kaum noch von einheimischen Produkten zu unterscheiden. Der immer wieder nachzulesende Hinweis, dass einheimische Nahrungsmittel sicherer seien, ist eine reine Farce. Um als deutsches Produkt gekennzeichnet zu werden, muss die entsprechende Ware nur in Deutschland endgefertigt sein. Woher die einzelnen Bestandteile oder Grundsubstanzen stammen, wird nicht besonders hinterfragt. So kommt die Haut der Münchener Weißwürste beispielsweise aus China, wie man einem TV-Bericht entnehmen konnte. Freilandeier kamen zu Hunderttausenden aus Legebatterien und zahlreiche Bio-Produkte werden inzwischen aus Asien importiert. Auch in anderen Bereichen werden vor allem Massenprodukte aus Asien eingeführt, die dann hier zu Endprodukten zusammengebaut werden. Dass hierbei auch aus Kostengründen in der EU verbotene Farben oder Lacke sowie andere Schadstoffe bei der Herstellung verwendet werden, bleibt nicht aus. Es ist der in allen Bereichen der Wirtschaft immer stärker werdende Preisdruck, der für viele der vorgenannten Handlungen verantwortlich ist. Der Dumme ist dabei immer der Endverbraucher, wenn er nicht beim Einkauf besonders sorgfältig die auszuwählenden Produkte prüft oder sich keine besseren – weil zu teuren – leisten kann.

Enden wir alle als Sondermüll?

Wenn man sich intensiv mit den toxischen Problemen beschäftigt, die uns tagtäglich umgeben, muss man sich irgendwann zwangsläufig die Frage stellen, ob wir alle als Sondermüll enden? Böse Zungen behaupten, wir seien bereits jetzt lebender Sondermüll, doch das trifft zum Glück so extrem nicht zu. Tatsache ist, dass der Körper des Menschen in der modernen Industriegesellschaft weitaus mehr mit Schadstoffen belastet ist als der seiner Vorfahren. Da der menschliche Organismus aber bis zu einem gewissen Punkt in der Lage ist, solche Ungleichgewichte selbst zu regulieren, hat er sich teilweise bereits auf diese zusätzliche Belastung eingestellt. Zahlreiche Wissenschaftler sind aber davon überzeugt, dass wir uns gerade an einer Schwelle befinden, die wir nicht so ohne weiteres einfach überschreiten können. Weitere zusätzliche Toxine führen bei vielen Menschen zu schweren, teils chronisch werdenden Gesundheitsschädigungen. Betrachten wir einmal etwas intensiver, welche Krankheitsbilder derzeit auf dem Vormarsch sind, so fallen sofort Allergien, Schmerzzustände, chronische Erkrankungen wie beispielsweise Diabetes mellitus, Immunstörungen wie Aids und Krebserkrankungen besonders ins Auge. Glaubt man neuen Diagnoseansätzen, so sind in vielen Fällen Viren, Bakterien und Störungen des Immunsystems entscheidend bei der Entstehung dieser Krankheitsformen beteiligt. Beleuchten wir nun die tragende Rolle des Immunsystems bei nahezu allen Krankheitszuständen, kommen unwillkürlich die Schadstoffbelastungen ins Visier. Das permanente Reagieren auf alle eindringenden toxischen Substanzen und die sich daraus ergebenden Belastungen beanspruchen unser Immunsystem bereits bis an seine Grenzen. Machen sich nun zusätzliche Belastungen bemerkbar, ist es überfordert. Solche zusätzlichen Belastungen können neben den bereits angesprochenen

Viren und Bakterien oder organischen Störungen auch erhöhte Schadstoffwerte, Neben- und Wechselwirkungen von Arzneien oder eine Mischung daraus sein.
Doch was bedeutet das im Hinblick auf ein möglichst langes, gesundes und beschwerdefreies Leben? Die Antwort scheint einfach zu sein: Am besten so viele dieser schädigenden Substanzen und Zustände vermeiden, wie es nur möglich ist. Aber das ist einfacher gesagt als täglich in die Praxis umgesetzt. Es beginnt bereits bei der Morgenhygiene, geht weiter über Frühstück und Arbeitsalltag bis hin zu Abendessen und Freizeit. Wie inzwischen mehrfach angesprochen, lauern die Schadstoffe in allen Bereichen. Weiß man einiges über diese Risiken, kann man viele vermeiden. Deshalb steht Information über die Gefahrenquellen und Vermeidung unnötiger Risiken ganz oben auf der Präventionsliste.
Was soll aber zum Beispiel ein Patient unternehmen, um ungewünschte Neben- und Wechselwirkungen seiner Arzneien zu vermeiden? Er kann doch nicht auch noch ein Pharmazie- oder Medizinstudium absolvieren, um bei der Entscheidung um die richtige Medikamentenauswahl mitreden zu können. Das muss ein Patient auch nicht, doch gute und fachlich fundierte Information hilft oft weiter. Auch Ärzte sind nur Menschen. Sie sind nicht allwissend, machen Fehler und haben oft gar nicht die Zeit, sich intensiv um alle ihre Patienten zu kümmern. Das haben wir den ständigen Gesundheitsreformen zu verdanken. Deshalb ist heute der mitdenkende Patient gefragt, der über seinen Gesundheitszustand informiert ist, sich selbst genau beobachtet und so den Arzt besser unterstützen kann. Dabei hilft es natürlich auch, wenn man sich über die Medikamente und Arzneien genauer informiert, die man selbst verschrieben bekommt und die man zusätzlich noch unterstützend einnehmen will.
Damit zumindest die Leser dieses Ratgebers nicht als Sondermüll ihr Leben beschließen müssen, werden auf den folgenden Seiten die

häufigsten schädlichen Substanzen beschrieben, die uns ständig umgeben. Sie sind nach den Bereichen unterteilt, in denen sie vermehrt auftreten können. Weiterhin erfahren Sie hier, welche Wirkungen diese Stoffe haben, wie sich typische Symptome äußern und der akute Vergiftungsfall verläuft. So können Sie mögliche kritische Zustände bei sich und anderen Menschen schneller erkennen und richtig einschätzen. Auch Tipps für die Soforthilfe und zuständige Informationszentren werden aufgezeigt. Dies alles soll Ihnen vor allem dabei helfen, möglichen Risiken zu entgehen und das angestrebte Ziel zu erreichen: ein beschwerdefreies Leben möglichst lange zu genießen.

Der vergiftete Patient

Berücksichtigen wir nun einmal alle bekannten Fakten über größere und kleinere Vergiftungsmöglichkeiten, können wir davon ausgehen, dass nahezu alle Menschen in den Industriestaaten heute mehr oder weniger stark vergiftet sind. Diese Aussage trifft mit Sicherheit auf jeden Patienten mit einer chronischen Erkrankung zu. Für Mediziner ist es besonders schwierig, leichte und sich schleichend entwickelnde Vergiftungen frühzeitig zu erkennen. Erst wenn deutlich spürbare Symptome beim Patienten auftreten und er seinen Arzt deshalb aufsucht, können erste Verdachtsmomente entstehen. Zu diesem Zeitpunkt hat der Vergiftungszustand aber bereits eine akut auf den Organismus einwirkende Phase erreicht. Wieso müssen wir es aber so weit kommen lassen? Ist die moderne Forschung nicht in der Lage, Möglichkeiten einer Früherkennung und Prävention zu bieten? Diese Fragen sind berechtigt, doch muss man die forschenden Wissenschaftler ein wenig in Schutz nehmen. Es ist bei Vergiftungen nicht so einfach, gesicherte wissenschaftliche Erkenntnisse zu gewinnen wie bei vielen anderen Krankheitsbildern.
Im Gegensatz zu anderen medizinischen Forschungsbereichen können in der Toxikologie keine kontrollierten Doppelblind-Studien mit Überdosen durchgeführt werden. Das verbietet unsere Ethik. Es hat aber zur Folge, dass die Gewinnung verwertbarer Erkenntnisse über die Wirkung toxisch relevanter Dosierungen und Kombinationen zumeist im Tierversuch erfolgt. Dass sich solche Ergebnisse nicht einfach auf den Menschen übertragen lassen, ist allgemein bekannt. Untersuchungsmöglichkeiten am lebenden Menschen bieten zum Beispiel größere Vergiftungswellen, toxische Unfälle oder erkannte chronische Vergiftungen. Auch die Pathologie kann Auskünfte geben, doch diese beziehen sich meist auf organische Entwicklungen. Weniger verwertbar sind pharmakokinetische Kenndaten über Arz-

neimittel, die bei therapeutischen Dosierungen gewonnen werden. Man kann die Werte nicht einfach auf eine höhere Dosierungsmenge umrechnen. Auch die Auswertungen retrospektiver Untersuchungen und Betrachtungen von Einzelfällen (Humankasuistik) müssen mit größter Vorsicht bewertet werden. Häufig sind hierbei zwar die eingenommenen Dosierungen bekannt, nicht aber sonstige andere Wirkstoffe oder organische Umstände. Ebenso sind exakte Zeitabläufe kaum noch nachvollziehbar. Eine besondere Herausforderung für die toxikologische Forschung stellen Vergiftungsfälle dar, die sich aus besonderen Kombinationen verschiedener, ursprünglich nur schwach toxischer Stoffe ergeben können.

Obwohl die Toxikologie-Forschung bisher nicht alle wichtigen Basisdaten zur Entwicklung allgemein gültiger Therapieverfahren bieten kann, wurden dennoch einige international gültige Leitlinien erlassen. Diese als »Position Papers« oder »Position Statements« bekannten Vorgaben wurden von der AACT (American Academy of Clinical Toxicology) und der EAPCCT (European Association of Poison Centres and Clinical Toxicologists) erarbeitet. Betrachtet man diese Empfehlungen etwas intensiver, so beziehen sie sich meist auf bekannte Verfahrensweisen, die bereits seit Urzeiten in der Volksmedizin zur Anwendung kommen. Magen- und Darmspülung, Aktivkohlegabe, Darmdekontamination, Abführmittel (Laxanzien) oder Urinkanalisierung werden oft genannt. Man muss sich aber bei der Anwendung solcher Empfehlungen bewusst sein, dass jeder Einzelfall besonders sorgsam geprüft werden sollte. In der Praxis wird heute zumeist eine symptomatische Behandlung bevorzugt. Vor allem bei schweren akuten Vergiftungsfällen bleibt als erste Maßnahme kaum eine andere Wahl, da eine exakte Diagnose problemhaft ist und zu zeitaufwendig werden kann. Bei wissenschaftlichen Untersuchungen von Anamneseerfassungen und vergleichendem Vergiftungszustand hat sich herausgestellt, dass sich in rund 40 Prozent der untersuchten Fälle große Differenzen

ergeben. Meist sind die befragten Personen, ob Patienten oder Umstehende, stark erregt oder verwirrt. Seltener sind bewusste Irreführung oder mangelnde Kooperationswilligkeit für fehlende oder falsche Angaben verantwortlich. Noch schwieriger werden Befragungen, wenn Kinder betroffen sind.
In der Alltagspraxis der niedergelassenen und klinischen Ärzte erweist es sich immer häufiger als sinnvoll, eine Therapie auf der Basis toxikologischer Untersuchungen zu erstellen. Begleitend sollte eine genaue Verlaufsbeobachtung als Therapieunterstützung dienen. Der beste Weg für die Diagnose bei erkannten oder vermuteten Vergiftungen sollte daher immer eine äußerst gründliche toxikologische Untersuchung sein. Sie bietet bei Verdachtsfällen auch einen guten Weg zum Ausschluss einer Intoxikation. Dies gilt sowohl für akute als auch für sich schleichend entwickelnde Vergiftungsfälle. Trotz aller medizinischer Fortschritte ist die fachliche Qualität und berufliche Erfahrung des behandelnden Therapeuten auch heute noch das wohl wichtigste Kriterium für eine zutreffende Diagnose und die sich daraus ergebende Therapie.
Ebenso wichtig ist es aber für jeden Menschen, sich selbst über die vielen Stoffe und Substanzen zu informieren, die er im Laufe seines Lebens zu sich nimmt. Wie wir wissen, ist es nicht unbedingt die große Dosis, die zur Vergiftung führen kann, sondern die Summierung der vielen kleinen und kleinsten Giftmengen, die wir zu uns nehmen. Vor allem Patienten, die verschiedene Medikamente einnehmen müssen und nebenher noch zu Naturheilmitteln oder Nahrungsergänzungen greifen, sollten sich genau über alles informieren, was sie zu sich nehmen. Zum besseren Verständnis sind nachfolgend die bekanntesten Wirkstoffe und Substanzen mit toxischem Potenzial aufgeführt. So kann man anhand von Beipackzetteln und Produktbeschreibungen eher nachvollziehen, was man wirklich einnimmt und ob es überhaupt sinnvoll ist, diese oder jene Ergänzung zu sich zu nehmen.

Volksmedizin und Naturheilmittel

Aconitin

Aconitin ist eines der wirksamsten Pflanzengifte. Bereits die Aufnahme von 1 bis 2 Gramm kann für Erwachsene tödlich sein. Vor allem *Aconitum napellus* (Eisenhut) enthält Aconitin in relativ hoher Dosierung und gilt deshalb als giftigste Pflanze in Europa.

Medizinische Anwendung

Früher war die *Tinctura Aconiti* eine Arznei, die häufig bei Erkältungskrankheiten, Grippe, Neuralgien, Myalgie und Rheuma angewendet wurde. Heute finden sich noch Teile in Salben, die vorwiegend als Antineuralgika verwendet werden. In der Homöopathie wird Aconitum in potenzierter und somit für Vergiftungen nicht gefährlicher Form als Heilmittel bei Erkältungen, grippalen Infekten und als Schmerzmittel eingesetzt. Meist kommt Aconitum in Potenzen von D4 bis D12 zum Einsatz. Niedrigere Potenzen bis D3 sind verschreibungspflichtig.

In riskanten Dosen werden heutzutage aconitinhaltige Pflanzen als Bestandteile von Kräutermischungen der Traditionellen Chinesischen Medizin (TCM) und der Ayurvedischen Medizin verwendet, wenn diese nicht nach europäischen Standards hergestellt wurden.

Vorkommen

Im Volksmund sind der Eisenhut und seine ähnlich giftigen Verwandten unter folgenden Namen bekannt: Blauer Eisenhut, Echter Eisenhut, Gelber Eisenhut, Blauer Sturmhut, Echter Sturmhut, Fischerkappe, Fuchswurzel, Giftheil, Kappenblume, Mönchskappe, Reiterkappe, Wolfseisenhut, Würgling, Ziegentod.

Ähnlich toxisch wirkend, aber nicht so gefährlich sind Wirkstoffe in anderen Aconitum- oder Ritterspornarten wie der Torf-Gränke, in Heidekrautgewächsen und in allen Teilen der Tulpe.

Giftige Teile

Die ganze Pflanze, besonders Wurzeln und Samen, sind sehr stark giftig. Siehe auch Anhang, Tabelle Giftpflanzen, Eisenhut (Aconitum napellus), Seite 214.

Aufnahme

Die Aufnahme von Aconitin erfolgt über die Schleimhäute und den Magen-Darm-Trakt meist sehr rasch. Über die Haut wird das Gift vor allem bei längerem Kontakt in toxisch relevanten Dosen aufgenommen. Dies ist vor allem für Kinder gefährlich, die mit Pflanzenteilen spielen. Ähnliches gilt auch für Hobbygärtner.

Wirkung

Die Pflanzen schmecken insgesamt scharf brennend, wobei schon 0,2 Gramm der Pflanze als sehr toxisch zu betrachten sind. Vergiftungen zeigen keine Digitaliswirkung, da das Aconitin erst eine erregende, später aber eine lähmende Wirkung auf die motorischen Endplatten und die sensiblen Nervenenden ausübt.

Symptome

Erkennbar ist eine Vergiftung durch Übelkeit, mehrfaches Erbrechen, kolikartige Durchfälle, kalten Schweiß, plötzliche Schweißausbrüche, eine kalte, blassfahle Haut und Frösteln. Der Patient zeigt Störungen im Empfindungsbereich, vor allem bei der Kälteempfindlichkeit. Der Betroffene gibt des Öfteren an, das Gefühl zu haben, dass sich statt Blut Eiswasser in den Adern befindet. Klinisch erkennt man erst eine zentrale Erregung des Patienten, die sich im späteren Verlauf als lähmend zeigt und vor allem eine lähmende Wirkung am Herzen erzeugt, die durch Kalium verstärkt wird. Des Weiteren sind Mundtrockenheit, ein Brennen und Kribbeln im Mund, den Fingern und den Zehen festzustellen. Zusätzlich treten Störungen des Gehörs mit Ohrensausen auf. Auch der optische Bereich ist durch ein Gelbgrünsehen beeinträchtigt. Der Vergiftete zeigt Krämpfe, Arrhythmien, wie polytope ventrikuläre

Extrasystolen, Blutdruckabfall, eine erhöhte Harnproduktion, Hypothermie, Bewusstseinsstörungen und Lähmungen der Zungen-, Gesichts-, Extremitäten- und Skelettmuskulatur. Es sind Parästhesien über den ganzen Körper zu erkennen, offenbar hat der Patient stärkste Schmerzen. Das Bewusstsein ist bis zum Ende vollkommen erhalten. Der Tod tritt durch Atemlähmung oder Herzversagen meist innerhalb von drei Stunden ein. Der Exitus kann auch durch ein Kammerflimmern eintreten. Das Kammerflimmern kann durch sehr hohe Dosen von Aconitin auch ohne große Symptome sofort auftreten.

Sofortmaßnahmen

Sofortiges Auslösen von Erbrechen und die Gabe von reichlich Aktivkohle gehören zu den Primärmaßnahmen. Der sofortige Notarzteinsatz ist erforderlich.

Therapie

Bei drohender Atemlähmung muss rasch intubiert und künstlich beatmet werden. Die weitere Therapie erfolgt je nach Zustand des Patienten durch den behandelnden Arzt. Ist das akute Stadium überstanden, gewöhnlich nach einem Tag, kommt es nur selten zu Folgeschäden. Bei betroffenen Kindern können sich noch Nierenfunktionsstörungen einstellen. Die Rekonvaleszenz kann dann aber mehrere Wochen dauern.

Ätherische Öle

In der Volksmedizin sind ätherische Öle flüssige, sehr flüchtige Verbindungen, die mittels unterschiedlicher Verfahren aus Pflanzenteilen gewonnen werden. Es gibt auch synthetische ätherische Öle. Für deren mögliche Toxizität sind die jeweils zur Herstellung verwendeten chemischen Substanzen und ihre Kombinationen verantwortlich.

Die aus Pflanzenteilen hergestellten ätherischen Öle enthalten als Hauptbestandteile sogenannte Terpene. Dies ist die Bezeichnung einer Gruppe von mehr als 8000 verschiedenen chemischen Verbindungen. Am häufigsten kommen Aldehyde, Alkohole, Ester, Ether, Glycoside, Ketone und Kohlenwasserstoffe in den pflanzlich basierten Ölen vor.

Medizinische Anwendung

Die Anwendung ätherischer Öle in der Naturheilkunde wird bereits seit mehr als vier Jahrtausenden beschrieben. Vor allem die asiatische Naturmedizin gilt als Basis einer eigenständigen Aromatherapie mit diesen Ölen. Sie werden sowohl innerlich als auch äußerlich angewendet und sind häufige Beimengungen in Kosmetika. Wirkungen gegen Blähungen und Krämpfe im Magen-Darm-Bereich, besonders in der Kinderheilkunde, und bei Entzündungen im Mund- und Rachenbereich werden einigen ätherischen Ölen zugeschrieben. Hinzu kommen die oft positiven psychischen Therapieaspekte.

Die moderne Medizin kennt verschiedene nicht verschreibungspflichtige Arzneimittel, die als Wirkstoffe ätherische Öle enthalten. Häufig werden sie wegen ihrer schleimlösenden Wirkung bei Entzündungen der oberen Atemwege eingesetzt, aber auch in Einreibungen bei Verspannungen verwendet.

Aufnahme

Durch ihre kleine Molekularstruktur gelangen ätherische Öle über Haut und Schleimhaut in den Blutkreislauf und das Gewebe. So können sie den gesamten Organismus beeinflussen. Durch den Atem gelangen sie über Schleimhäute und Lunge ebenfalls in den Blutkreislauf. Bei der innerlichen Einnahme wird ein Teil der Wirkstoffe auch über den Magen-Darm-Trakt aufgenommen. Durch die Nase gelangen die Duftinformationen auch ins Gehirn und nehmen Einfluss auf die Gefühle, das vegetative Nervensystem, das Immunsystem und die Hormonproduktion.

Wirkung

Zuerst entstehen Reizungen betroffener Haut- und Schleimhautbereiche. Werden toxisch relevante Mengen aufgenommen, kommt es meist zu zentralnervösen Erscheinungen wie Erregung, Nervosität, Schwindelgefühlen oder auch Lähmungszuständen. Dazu können sich Störungen der Nierenfunktion gesellen. Allergische Reaktionen sind nicht selten.

Symptome

Bei oraler Aufnahme sind häufig Übelkeit, Erbrechen und Durchfall festzustellen. Dazu gesellen sich meist mehr oder minder starke Leibschmerzen. Werden hohe Konzentrationen inhaliert, können sich Entzündungen der Schleimhäute im Nasen- und Rachenraum einstellen. Bei Kontakt relevant hoher Konzentrationen mit Haut und Schleimhäuten können an den betroffenen Stellen sehr schmerzhafte Entzündungen entstehen. Werden toxische Mengen aufgenommen, können sich auch noch nach Tagen zentralnervöse Symptome einstellen. Schwindelgefühl, Müdigkeit, Schlappheit, Kopfschmerzen, Depressionen, Muskelprobleme und vieles mehr sind in solchen Fällen möglich. Auch Organe wie Lunge oder Leber können in ihren Funktionen gestört sein.

Sofortmaßnahmen

Bei oraler Aufnahme zu hoher Konzentrationen sollte sofort eine reichliche Flüssigkeitsaufnahme erfolgen. Weiterführend kann zur Entgiftung auch medizinische Kohle zum Einsatz kommen. Dies sollte aber stets unter permanenter Beobachtung geschehen. Bei Einwirkungen auf die Haut sofort mit Wasser und Seife gründlich reinigen. Bei Einwirkungen auf die Augen sofort mit fließendem Wasser gründlich ausspülen.

Therapie

Es gibt keine generellen Therapievorgaben, da sich eine Behandlung stets nach jedem Einzelfall richtet und auf Patient, Vergiftung und Zustand abgestimmt sein muss. In bedrohlichen Fällen, etwa bei Krämpfen oder starken Atembeschwerden, ist der Notarzteinsatz unerlässlich.

Medizinisch besonders relevante ätherische Öle:

Campher

Campher, im Volksmund auch Kampfer genannt, ist toxikologisch betrachtet ein sogenanntes Krampfgift, das vorwiegend in den ätherischen Ölen von Lorbeergewächsen, Korbblütlern und Lippenblütlern vorkommt. Gewonnen wird es häufig aus Rinde und Harz des Campherbaums, eines immergrünen Baums, der hauptsächlich in Asien wächst. Bei Kleinkindern kann bereits die Aufnahme von 1 Gramm zu schweren Vergiftungen führen. Bei Erwachsenen sind es 15 bis 20 Gramm.

Industriell wird Campher in Feuerwerkskörpern und Sprenggelatine sowie für die Celluloidproduktion und als Weichmacher für Celluloseester verwendet. Bei der Herstellung von Räucherwerken wird Campher meist mit anderen Harzen gemischt.

Es wird ebenfalls in Kosmetik- und Medizinpräparaten benutzt, zum Beispiel bei Muskelzerrungen, Rheuma, bei Neuralgien oder in der Zahnmedizin zur Desinfektion von infizierten Wurzelkanälen. Früher wurde es auch häufig als Analeptikum eingesetzt, doch findet es wegen der negativen Auswirkungen auf das Herz und den Kreislauf heute immer weniger Anwendung.

In der Volksmedizin wird Campher heute noch in der Bäderheilkunde (Balneologie) eingesetzt wie zum Beispiel bei Kneipp® Erkältungsbad und anderen.

Campher findet auch noch Verwendung in Schnupftabak aus Großbritannien. In Deutschland ist dies durch das Lebensmittelgesetz verboten.

Eukalyptusöl

Eukalyptusöl, *Oleum eucalypti*, wird aus der Rinde des Eukalyptusbaumes gewonnen. Hauptanbaugebiete waren bis vor einigen Jahren noch Argentinien, Brasilien, Portugal und Spanien. Heute gilt aber China als Hauptlieferant. Wichtigster Inhaltsstoff ist mit bis zu 80 Prozent 1,8-Cineol, früher auch *Eukalyptol* genannt. Das Cineol wirkt beim Menschen in der Lunge und den Nebenhöhlen schleimlösend. Außerdem hemmt es bestimmte Neurotransmitter, die für die Verengung der Bronchien verantwortlich sind. Deshalb wird es in Ausnahmefällen als Alternative zu Cortison verwendet. Bei oraler Aufnahme von hohen Konzentrationen kann es zu Stuhlproblemen, Übelkeit und Erbrechen kommen.

Latschenkiefernöl

Latschenkiefernöl, *Oleum Pini pumilionis*, wird aus den Nadeln, Zweigspitzen und Ästen der Latschenkiefer gewonnen. Es wird in kosmetischen und naturheilkundlichen Produkten verarbeitet und als naturreines Öl angeboten. Bei Katarrhen der oberen und unteren Atemwege wird das Öl sowohl innerlich als auch äußerlich angewendet. In medizinischen Bädern ist es beliebter Zusatz zur Anwendung bei Erkrankungen des rheumatischen Formenkreises. Bei Einreibungen mit dem unverdünnten Öl kann es zu allergischen Hautreaktionen kommen. Das zu den Inhaltsstoffen gehörende Terpentinöl kann Ekzeme auslösen. Bei oraler Einnahme, vor allem bei Kindern, kann es gewebsreizend und kontraktionssteigernd wirken.

Nelkenöl

Nelkenöl, *Oleum Caryophylli*, wird aus den getrockneten Blütenknospen des Gewürznelkenbaumes gewonnen. Es enthält bis zu 90 Prozent Eugenol. Dieser Stoff wird in großen Mengen in der Parfumindustrie für würzige Noten verwendet, insbesondere für Nelkentypen und orientalische Geruchsrichtungen. In der Zahnheilkunde dient Eugenol als schmerzstillendes und antibakterielles Mittel und wird unter dem Handelsnamen Ledermix Zement m Eugenol Lösung® zur Prophylaxe und Behandlung von Pulpitis oder akuter Parodontitis verwendet. Die orale Aufnahme von nur 6 bis 8 ml Eugenol kann bei Kleinkindern zu Azidose, Depressionen des ZNS und Leberversagen führen. Außerdem wirkt Eugenol bei größerer Aufnahme toxisch auf Zellen und reizt Haut und Schleimhäute. Es gilt als Allergien auslösend.

Niauliöl

Das Niauliöl wird aus den Blättern einer Myrtenart gewonnen, der *Melaleuca viridiflora Soland.* Als Hauptinhaltsstoff enthält es bis zu 60 Prozent 1,8-Cineol. Medizinisch wird das Öl vor allem wegen seiner die Gefäße erweiternden (hyperämisierenden) und antimikrobiellen Wirkungen geschätzt. Bei Katarrhen der oberen Luftwege wird es in verschiedenen Kombinationen als Mittel zum Einreiben oder auch oral verwendet. Bei oraler Aufnahme von hohen Konzentrationen kann es zu Stuhlproblemen, Übelkeit und Erbrechen kommen. Außerdem kann sich der Puls rasch erhöhen und Schweißausbrüche treten auf.

Pfefferminzöl

Pfefferminzöl wird vorwiegend durch Dampfdestillation aus den Blättern der Minzeart *Mentha piperita* gewonnen. Es wird in Pharmazie und kosmetischer Industrie vielfältig verwendet. Die medizinischen Zubereitungen wie Pfefferminzölspiritus, -wasser oder -sirup sind meist auf die kühlenden, erfrischenden und Juckreiz stillenden Eigenschaften ausgerichtet. Zur Anwendung kommen solche Zubereitungen meist bei Entzündungen der Mundschleimhaut und der oberen Atemwege, bei Gallenblasenbeschwerden und zur Linderung bei Rheumatismus, Insektenstichen, Verätzungen und Verbrennungen. In der alternativen Medizin werden vor allem die ätherischen Stoffe im Rahmen der Aromatherapie geschätzt.
Bei Säuglingen und Kleinkindern kann es zu Laryngospasmus (Stimmritzenkrampf) führen.

Thymianöl

Thymianöl wird aus den Thymianen gewonnen. Das sind niedrige Sträucher. Meist dient der Echte Thymian (*Thymus vulgaris*) als Basis für die Öldestillation. Auch als Gewürz ist Thymian in der europäischen Küche hochgeschätzt. Er ist Bestandteil der bekannten Gewürzmischung Kräuter der Provence. Bei dem als *Thymus vulgaris* bezeichneten ätherischen Öl, auch als rotes Thymianöl bekannt, unterscheidet man zwei Arten. Der Chemotyp Thymol hat einen hohen Phenolanteil. Dies führt dazu, dass solche Öle stark hautreizend wirken und für kleine Kinder nicht empfehlenswert sind. Der Chemotyp Linalool ist wesentlich sanfter und eher für Kinder geeignet. Ein weiteres Problem der Inhaltsstoffe ergibt sich aus der Erntezeit der zur Destillation verwendeten Pflanzenteile.

Zwischen Frühjahr und Herbst ändern sich die Zusammensetzungen der wichtigen Inhaltsstoffe sehr stark. So ist es vor der Verwendung von Thymianöl im medizinischen Bereich immer ratsam, sich genau über die Zusammensetzung der Inhaltsstoffe zu informieren.

Colchicin

Colchicin ist ein toxisches Alkaloid, das in den meisten Pflanzenteilen der Herbstzeitlose (*Colchicum autumnale*) zu finden ist. Neben anderen giftigen Eigenschaften gilt das Alkaloid nach neuen wissenschaftlichen Untersuchungen auch als erbgutverändernd.

Medizinische Anwendung

In der Medizin ist Colchicin als sogenanntes »Gichttherapeutikum« bekannt. In geringen Dosierungen bis maximal 6 mg täglich werden entsprechende Tabletten verschrieben. Bei Tagesdosen von 12 mg oder mehr sind bereits Todesfälle aufgetreten. Viele Ärzte wenden sich inzwischen anderen Mitteln zu. Versuche bei der Krebstherapie wurden inzwischen eingestellt, da Colchicin zu toxisch ist. Obwohl Colchicin rein pflanzlicher Herkunft ist, darf es nicht rezeptfrei vertrieben werden.

Vorkommen

Die Herbstzeitlose ist eine krautige Pflanze mit länglichen Laubblättern. Sie wächst vor allem an Böschungen und in Feuchtwiesen. Vorsicht! Die Blätter von Bärlauch lassen sich leicht mit denen der Herbstzeitlosen verwechseln!

Giftige Teile

Colchicin ist in allen Teilen der Herbstzeitlosen vorhanden. Die Blüten enthalten bis zu 1,8 %, Samen 0,5 %, Knolle etwa 0,25 % und sogar die Blätter noch 0,03 %. Als letal gelten bei Erwachsenen etwa 20 mg, das sind 5 g Samen oder 50 g Blätter.

Aufnahme

Die Resorption erfolgt meist über den Gastrointestinaltrakt. Die Giftstoffe schreiten rasch zur Leber und zu den Nieren fort.

Wirkung

Colchicin ist ein sogenannter Mitose-Hemmstoff. Vereinfacht ausgedrückt: Der Stoff hemmt die Zellkernteilung. Außerdem lähmt Colchicin wichtige Zentren, Muskeln und sensible Nerven im Körper.

Symptome

Erste Symptome sind Brennen in Mund und Rachen. Es folgen Übelkeit und Erbrechen mit oft blutigem Durchfall. Es können Krämpfe und Lähmungserscheinungen auftreten. Bei starken Vergiftungen kann es zum Tod durch Atemlähmung oder Kreislaufversagen kommen.

Sofortmaßnahmen

Bereits im Verdachtsfall sollte beim Patienten sofortiges Erbrechen ausgelöst und eine Magenspülung durchgeführt werden. Liegt die Aufnahme der toxischen Stoffe bereits länger zurück, können Natriumsulfat und Aktivkohle verabreicht werden.

Therapie

Die Therapie kann nur in einem Krankenhaus erfolgen, da ständige Kontrolle des Flüssigkeits- und Elektrolythaushalts erforderlich ist. Die Dosierungen der nötigen Dauertropfinfusion richten sich nach dem jeweiligen Zustand des Patienten.

Coniin

Das Alkaloid Coniin ist ein Nervengift (Neurotoxin), das auf Nervenzellen und Nervengewebe einwirkt. Es kommt in Pflanzen wie dem Gefleckten Schierling (*Conium maculatum*) oder der Hundspetersilie (*Aethusa cynapium*) vor.

Medizinische Anwendung

Früher wurde Coniin als Bestandteil von Schmerzmitteln zur äußeren Anwendung eingesetzt. In der modernen Medizin sind keine entsprechenden Präparate mehr bekannt, da die hohe Toxizität erkannt wurde.

Vorkommen

Der Gefleckte Schierling und die Hundspetersilie zählen zu den giftigen Doldengewächsen. In der Antike wurden Verbrecher mit einem Trank aus den Pflanzenteilen hingerichtet. Der Gefleckte Schierling ist eine krautige, bis 2 m hohe Pflanze, die vor allem auf Schuttplätzen und Brachland wächst. Die Hundspetersilie wird maximal 1 m hoch und ist bei uns nicht mehr sehr verbreitet. Vor allem aus Gärten wurde sie verbannt, um Verwechslungen mit der Gartenpetersilie zu vermeiden.

Giftige Teile

Alle Pflanzenteile beider Gewächse sind giftig. Beim Gefleckten Schierling ist das Gift in den unreifen Früchten besonders hoch. Für Erwachsene kann eine Dosis von 1 g bereits tödlich sein.

Aufnahme

Coniin wird rasch über den Magen-Darm-Trakt aufgenommen, aber auch über die Haut.

Wirkung

Coniin wirkt vor allem lähmend auf die Rückenmarkszentren. Dies geschieht meist aufsteigend und geht hin bis zum hintersten Gehirnteil, der *Medulla oblongata*.

Symptome

Die ersten Symptome sind häufig Brechreiz, trockener Mund, Durstgefühl, Schluckbeschwerden, Heiserkeit und Muskelkrämpfe. Es können sich ein Absenken der Körpertemperatur und schmerzhafter Durchfall einstellen. Dann folgen Herzrhythmusstörungen, Lähmungserscheinungen und in schweren Fällen Atemnot bis hin zur Atemlähmung, die zum Tod führen kann.

Sofortmaßnahmen

Bereits im Verdachtsfall sollte beim Patienten sofortiges Erbrechen ausgelöst und eine Magenspülung durchgeführt werden. Liegt die Aufnahme der toxischen Stoffe bereits länger zurück, können Natriumsulfat und Aktivkohle in lauwarmem Wasser gelöst verabreicht werden.

Therapie

Die Therapie richtet sich nach dem jeweiligen Zustand des Patienten. In schweren Fällen ist die künstliche Beatmung rasch einzusetzen. Die Herz-Kreislauf-Funktionen müssen kontrolliert werden. Gegen Lähmungserscheinungen kann auch *Strychninum nitricum* verabreicht werden. Selbst in kritischen Fällen sollte man mit Beatmung und therapeutischer Versorgung fortfahren, solange das Herz noch schlägt.

Furocumarine

Furocumarine, in einigen Publikationen auch als Furanocumarine bezeichnet, sind sekundäre Pflanzenstoffe, die teilweise auch in der Volksmedizin eingesetzt werden. Sie dienen den Pflanzen als Phytoalexine. Dies sind chemische Verbindungen, die direkt nach einer Infektion durch Mikroorganismen von der betroffenen Pflanze gebildet werden, um eine Ausbreitung der Infektion zu verhindern. Ging man nach der Entdeckung dieser Pflanzenstoffe anfänglich davon aus, dass sie nur positive Wirkungen auf die menschliche Gesundheit haben, hat sich die Einstellung in den vergangenen Jahren deutlich geändert. Inzwischen wurde nachgewiesen, dass die Furocumarine den menschlichen Körper auf zwei Arten schädigen können. Zum einen wirken sie phototoxisch. Gelangen sie auf die Haut, kann die UV-Strahlung des Sonnenlichts die unterschiedlichsten Hautstörungen hervorrufen. Ebenfalls durch UV-Einwirkung können sie außerdem auch die DNA verändern und so Krebs erregen.

Medizinische Anwendung

In der Medizin werden einige Furocumarine im Rahmen der Phototherapie oder Photochemotherapie bei Psoriasis eingesetzt.

Vorkommen

Vor allem in Doldenblütlern und Rautengewächsen, aber auch in einigen anderen Pflanzen. Bekannte Beispiele:
Bärenklau, Bergamotte, Bischofskraut, Bitterorange, Engelwurz, Feigenbaum, Grapefruit, Herkuleskraut, Johanniskraut, Limette, Pastinak, Raute, Schafgarbe, Zitrone

Giftige Teile

Vor allem bereits durch Schädlinge infizierte Pflanzenteile enthalten besonders hohe Furocumarin-Anteile.

Aufnahme

Da die Furocumarine erst im Zusammenwirken mit der UV-Strahlung toxische Wirkungen entfalten, kann vor allem die Aufnahme über die Haut gefährlich werden.

Symptome

Die Symptome auf der Haut können unterschiedlichster Natur sein. Sie reichen von leichten Hautrötungen über Pigmentschädigungen und Verbrennungen bis hin zu Knotenbildungen und starken Hautläsionen.

Sofortmaßnahmen

Die Giftentfernung gilt als erste Maßnahme, parallel zum Schutz vor UV-Licht.

Therapie

In schweren Fällen kann der mehrtägige Aufenthalt in einem abgedunkelten Raum wichtig sein. Nach dem Abklingen der Symptome ist unbedingt auf Nachkontrollen zu achten.

Kolloidales Silber

Kolloidales Silber, auch als Silberwasser oder englisch *silver water* bezeichnet, ist eine therapeutische Anwendungsform von Silber. Bis zur Mitte des vorigen Jahrhunderts wurde diese Silberform in der Medizin zur Bekämpfung von Infektionen verwendet, trat dann aber nach der Entwicklung kostengünstigerer Mittel rasch in den Hintergrund. Bei der Herstellung kommen unterschiedliche Verfahren zur Anwendung. Neben der rein mechanischen Herstellung durch feines Zermahlen des Silbers in einer speziellen Mühle werden auch verschiedene chemische Reduktionsverfahren und Elektrolyseformen angewendet.

Medizinische Anwendung

Heute hat das Kolloidale Silber in der Schulmedizin keine große Bedeutung mehr. In Deutschland ist nur noch ein Fertigpräparat in den Apotheken erhältlich, das gegen Gastritis zum Einsatz kommt. Anders sieht es in der alternativen Medizin aus. In der Homöopathie findet man das Kolloidale Silber in verschiedenen Präparaten. Vor allem im englischsprachigen Ausland werden ganze Therapieformen auf der Basis von Kolloidalem Silber angeboten, die auch in unserem Land zahlreiche Befürworter finden. Es werden inzwischen sogar Nahrungsergänzungen angeboten, die Kolloidales Silber enthalten. Von solchen völlig unkontrollierten Anwendungen ist grundsätzlich abzuraten, da die Risiken viel zu groß sind.

Aufnahme

Die Aufnahme von Silber kann sowohl oral als auch über die Haut erfolgen. Geringe Mengen werden rasch wieder über den Darm ausgeschieden. Werden größere Dosen, mehr als 2 g, aufgenommen oder wird dem Körper über einen längeren Zeitraum hinweg Silber zugeführt, kommt es zu Ablagerungen in den Organen, im Zentralnervensystem und an anderen Stellen des Organismus.

Symptome

Ein bekanntes Symptom ist die Argyrie. So wird eine Graufärbung von Haut und Schleimhäuten genannt, die irreversibel ist und durch die Aufnahme von Silber entsteht. Bei der Argyrose handelt es sich um kleinere lokale Ablagerungen, häufig am Auge, die ebenfalls auf eine Silberaufnahme hindeuten. Bei Ablagerungen in den Organen kann es zu Schmerzen im Oberbauch kommen. Es können Motorikprobleme und Schwindelanfälle auftreten, ebenso Krampfanfälle und Koliken.

Sofortmaßnahmen

Da die Ablagerung von Silber im Organismus meist über einen längeren Zeitraum hinweg erfolgt, muss die Erkrankung zuerst von einem Therapeuten erkannt werden.

Therapie

Eine Therapie zielt dann stets auf die Beseitigung der Ablagerungen. Für Argyrie oder Argyrose gibt es noch keine generellen Therapieempfehlungen.

Schwefel

Schwefel, auch Sulfur genannt, ist ein chemisches Element der sogenannten Sauerstoffgruppe. Es wird sowohl in der chemischen als auch in der pharmazeutischen Industrie in großen Mengen verwendet. Da Schwefel auch in einigen Aminosäuren wie etwa Cystein oder Methionin enthalten ist, gehört es zu den wichtigen Elementen lebender Zellen und ist dort essentiell.

Medizinische Anwendung

Bereits in der Antike war der medizinische Nutzen von Schwefel bekannt. Zur oralen Einnahme wurde Schwefel als Abführmittel verabreicht. Äußerliche Anwendungen in Form von Salben und Tinkturen werden bereits seit Jahrhunderten beschrieben, ebenso

Schwefelbäder. Die moderne Dermatologie kennt nur nige Anwendungen für Schwefelpräparate. In der Homöopathie zählt Sulfur zu den Grundsubstanzen.

Aufnahme

Die orale Aufnahme von Schwefel in geringen Mengen ist harmlos. Erst wenn größere Dosen eingenommen werden, kann es zu gesundheitlichen Problemen kommen. Ähnliches gilt auch für äußere Anwendungen. Erst wenn großflächig über längere Zeiträume hinweg Schwefel auf die Haut gebracht wird, können sich Störungen einstellen. Gefährlich ist die Inhalation von Schwefelwasserstoff. Dieses Gas entsteht meist bei Fäulnisprozessen von Pflanzen und tierischen Materialien.

Wirkung

Bei oraler Einnahme kommt es nur in größeren Mengen zu Durchfall und Erbrechen. Gelangt Schwefelwasserstoff in die Lunge, kommt es bereits bei kleinen Dosen zu Schleimhautreizungen, Übelkeit, Brechanfällen und leichtem Kopfweh.

Symptome

Werden größere Konzentrationen inhaliert, können Schwindelanfälle auftreten, ebenso Bewegungsprobleme (Ataxie) und blutiger Auswurf. Der Blutdruck kann dramatisch abfallen. Es stellen sich Krämpfe ein, gefolgt von Bewusstlosigkeit bis hin zum Atemstillstand.

Sofortmaßnahmen

Treten Probleme durch Hautkontakt auf, empfiehlt es sich, die betroffenen Stellen sofort abzuwischen und mit viel Wasser zu spülen. Bei Inhalation von Schwefelwasserstoff muss der Patient umgehend aus dem Gefahrenbereich entfernt werden. Hierbei sollten die Helfer aber unbedingt auf die Eigensicherung achten. Der Einsatz von Atemschutzgeräten ist angeraten.

Therapie

Die Therapie richtet sich nach dem jeweiligen Stand der Vergiftung. Hautprobleme werden wie Verbrennungen behandelt. Auch bei kleineren Schädigungen durch Schwefelwasserstoff sollte unbedingt eine Nachbeobachtung erfolgen.

Strychnin

Strychnin ist ein hochtoxisches Alkaloid, das vor allem im Samen der Brechnuss (*Strychnos nux-vomica*) vorkommt. Deshalb wird der Brechnussbaum im Volksmund auch als Strychninbaum bezeichnet. Strychnin liegt im Handel in kristalliner Form vor. Die Kristalle sind nur schwer in Wasser, wesentlich leichter in Alkohol zu lösen. Früher wurde Strychnin weltweit als Rattengift eingesetzt, doch heute verwendet man dafür meist andere Toxine.

Medizinische Anwendung

Obwohl stark toxisch, ist Strychnin bereits seit Beginn des 19. Jahrhunderts ein beliebtes Mittel in der Heilkunde. Vor allem als Analeptikum, also anregend auf das Nervensystem oder bestimmte Nervenbereiche wirkend, werden von Medizinern kleinste Dosen verabreicht.

Vorkommen

Der Brechnussbaum ist in Asien beheimatet. Es ist ein immergrüner Laubbaum, der bis zu 25 m hoch werden kann.

Giftige Teile

Giftig sind vor allem die aschgrauen runden Samen. Sie verfügen über eine extrem harte Schale, die bei Witterungswechsel aufplatzt. Aber auch Blätter und Rinde enthalten Strychnin. Die Toxizität ist so hoch, dass bereits die Aufnahme von 50 bis 100 mg beim Erwachsenen zum Tode führen kann.

Aufnahme

Über das Gewebe oder die Magen-Darm-Schleimhaut kann Strychnin rasch aufgenommen werden. Dies gilt für orale Einnahmen ebenso wie für Injektionen.

Wirkung

Das Toxin setzt seine Wirkungen im Nervensystem frei. Dort hemmt es die Rezeptoren wichtiger Neurotransmitter. Vor allem Glycin ist hier zu erwähnen. Dieser hemmende Botenstoff wird geblockt und die bekannten Symptome setzen ein.

Symptome

Bei leichteren Vergiftungen stellen sich etwa eine halbe Stunde nach der Aufnahme starke Erregung und Ruhelosigkeit ein. Es kann zu Blutdruckschwankungen und Herz-Kreislauf-Problemen kommen. Die Atmung wird beschleunigt. Wurden größere Dosen eingenommen, treten Muskelzuckungen, allgemeines Zittern und Atemnot ein. Schwere Krämpfe erfassen den Patienten, die immer qualvoller werden. Es kommt zu zeitweisen Atemaussetzern, die letztendlich zu Atemstillstand und Tod führen.

Sofortmaßnahmen

Es ist unumgänglich, sofort einen Notarzt zu rufen. Weisen Sie dabei gleich auf eine mögliche Strychninvergiftung hin. Kein Erbrechen provozieren und auch keine Magenspülung durchführen. Es besteht die Gefahr, Krämpfe auszulösen.

Therapie

Die Therapie wird meist unter Narkose begonnen, die bei schweren Vergiftungen auch mehrere Tage in absteigenden Dosen aufrechterhalten werden kann. Die Ruhe des Patienten und das Vermindern äußerer Reize sind ebenfalls sinnvoll. Mittel der ersten Wahl ist meist Diazepam oder ein anderes Benzodiazepin, wenn die Krampfbereitschaft groß ist. Zusätzlich wird versucht, das Toxin so schnell wie möglich mittels Infusionen auszuleiten.

Mineralstoff- und Vitaminzusätze

Mineralstoffe ist der Oberbegriff für anorganische Substanzen, die im lebenden Organismus wichtige Funktionen ausüben. Sie werden in kleinen und kleinsten Mengen benötigt und sind beim Aufbauprozess des menschlichen Körpers und an essentiellen Stoffwechselvorgängen direkt beteiligt. Meist können sie vom Organismus nicht selbst hergestellt werden. Die Zuführung von außen ist deshalb unumgänglich. Im Normalfall erfolgt dies über die tägliche Ernährung und die Getränke. Da sich aber die Qualität der Lebensmittel in den vergangenen Jahrzehnten durch industrielle Bearbeitung und chemische Zusätze deutlich verändert hat, reicht diese Art der Versorgung in vielen Fällen nicht mehr aus. So kommen immer mehr Nahrungsergänzungen auf den Markt, die vor möglichen Mangelschäden schützen sollen. Durch die Globalisierung und das Internet sind Vertrieb und Inhaltsstoffe dieser Produkte nicht mehr kontrollierbar. Dies kann bei regelmäßiger, unkontrollierter Einnahme zu Überdosierungen mit allen dazugehörigen Gesundheitsproblemen führen.

Man teilt die Mineralstoffe allgemein in zwei Elementbereiche ein.

- Mengenelemente sind Mineralstoffe, die in Massenanteilen von mehr als 50 mg je Kilogramm Körpergewicht vorkommen.
- Spurenelemente, auch Mikroelemente genannt, sind chemische Stoffe, die in Massenanteilen von weniger als 50 mg je Kilogramm Körpergewicht vorkommen.

Mengenelemente und ihre Dosierungsprobleme

Calcium

Calcium, auch Kalzium geschrieben, zählt zu den sogenannten Mengenelementen und ist im menschlichen Körper derjenige Mineralstoff, von dem am meisten vorhanden ist.
Den größten Anteil weisen Knochen und Zähne auf, deren Aufbau und Festigkeit direkt mit einer guten Calciumversorgung zusammenhängen. Dort befinden sich fast 99 Prozent des Calciums im Körper und bilden einen Calciumspeicher. Bei auftretendem Mangel kann dann ein Teil des Mineralstoffs ausgelöst und dem Organismus für andere Verwendungen zur Verfügung gestellt werden. Calcium ist an unterschiedlichen Stoffwechselfunktionen beteiligt, aktiviert verschiedene Hormone und Enzyme und wirkt an der Erregung von Muskeln und Nerven sowie der Verfügbarkeit für die Blutgerinnung mit. Doch wirkt Calcium nicht nur alleine, sondern in Kooperation mit anderen Mineralstoffen und Vitaminen. Damit Calcium aber überhaupt vom Körper aufgenommen werden kann, muss dieser ausreichend mit Vitamin D versorgt werden.

Mangelprobleme

Typische Mangelprobleme sind Knochenerweichungen, Osteoporose, Rachitis und Krämpfe.

Natürliche Versorgung

Natürliche Versorgungsquellen sind Milch und Milchprodukte, Lachs, Sardinen, Wal- und Erdnüsse, Sojabohnen, Sonnenblumenkerne, grünes Gemüse.

Empfohlener Tagesbedarf

Die Empfehlungen für eine tägliche Zufuhr von Calcium sind weltweit leider sehr unterschiedlich. Die niedrigsten Werte kommen von der WHO. Dort empfiehlt man für Kinder 450 mg, für Jugendliche 650 mg und für Erwachsene 450 mg. In Deutschland liegen die empfohlenen Tagesmengen deutlich höher. So werden für Säuglinge 220 bis 400 mg, für Kinder 600 bis 1100 mg, für Jugendliche und Erwachsene 1000 bis 1200 mg und für Senioren 1200 mg empfohlen. Diese unterschiedlichen Werte zeigen auf, dass auch die Fachleute nicht genau wissen, wie groß der tägliche Bedarf eines Menschen wirklich ist.

Überdosierungsprobleme

Da viele Nahrungsergänzungen oft relativ große Calciummengen enthalten, kann eine unkontrollierte Einnahme über längere Zeiträume hinweg zu Überdosierung und daraus resultierenden gesundheitlichen Problemen führen. Bekannte Symptome hierfür sind Durchfall, Magen-Darm-Störungen und vermehrte Bildung von Nierensteinen. Hält der Durchfall über einen längeren Zeitraum an, kann es zu weiteren Störungen im Mineralhaushalt kommen.

Gegenmaßnahmen

Die auslösende Nahrungsergänzung sollte unverzüglich abgesetzt werden. Es empfiehlt sich die Rücksprache mit einem Therapeuten und eine genaue Mineralstoffanalyse.

Chlor

Chlor ist ein chemisches Element, das zu den Halogenen (»Salzbildnern«) gezählt wird. In seiner Normalform liegt es gasförmig vor, ist sehr reaktiv und äußerst giftig. Siehe hierzu Chlorgas. An dieser Stelle ist von der ionischen Form als Mineralstoff die Rede, die als Chlorid bezeichnet wird. Es agiert als Regulator für das Gleichgewicht der alkalischen Säuren im Blut und ist ein wichtiger Bestandteil der Magensäure. Seit einigen Jahren ist bekannt, dass Chlor eine erhebliche Rolle bei der Regulierung des osmotischen Drucks spielt. Im Zusammenwirken mit Kalium und Natrium unterstützt Chlor die reinigenden Leberfunktionen und ist so am Abbau von Schadstoffen beteiligt.

Mangelprobleme

Bei anhaltendem Mangel können Probleme an den Zähnen und Haarausfall auftreten.

Natürliche Versorgung

Im Normalfall nehmen wir täglich über Speisesalz und gesalzene Nahrungsmittel genügend Chlor auf, um den Mineralstoffhaushalt zu versorgen.

Empfohlener Tagesbedarf

Bis heute liegen noch keine wissenschaftlich gesicherten Tagesempfehlungen vor. Alle veröffentlichten Werte sind reine Schätzungen und Annahmen. So kann man in einigen deutschsprachigen Fachpublikationen Angaben von 1,7 bis 5 g täglich nachlesen.

Überdosierungsprobleme

Wer viel Salz und salzige Zutaten bei seiner Ernährung verwendet und dazu auch noch Nahrungsergänzungen einnimmt, die zusätzlich Chlor enthalten, kann auf Dauer unter Problemen der Überdosierung leiden. Diese können sich in Form von Ödemen, Nierenschäden, Bluthochdruck und Herzproblemen zeigen.

Gegenmaßnahmen

Zuerst sollte die entsprechende Nahrungsergänzung abgesetzt und die Ernährung auf weniger Salzverbrauch umgestellt werden. Ein Therapeut sollte den Mineralstoffhaushalt kontrollieren und die entsprechende Therapie zur Bekämpfung der aufgetretenen Symptome vornehmen.

Kalium

Kalium ist ein für den Organismus essentieller Mineralstoff mit vielen Aufgaben: Übertragung von Nervenimpulsen, Muskelkontraktion, Aktivierung von Enzymen, Aufbau von Eiweiß und Glykogen oder Regelung des osmotischen Gleichgewichts gehören dazu. Zusammen mit Natrium agiert Kalium im Wechselspiel. Es ist sowohl Antagonist als auch Partner. Zusammen entwässern sie die Zellen und normalisieren den Herzrhythmus. Hierbei wirkt Natrium außerhalb und Kalium innerhalb der Zellen. Da sowohl Über- als auch Unterversorgung äußerst schädlich sein können, ist ein möglichst ausgeglichener Kaliumhaushalt für die Gesundheit wichtig. Bei Nahrungsergänzungen aus dem englisch- oder französischsprechenden Ausland kann es unwissentlich zu Überdosierungen kommen, da in diesen beiden Sprachen nicht von Kalium, sondern von Sodium gesprochen wird. Verfügt man bereits über hohe Kaliumkonzentrationen im Körper und nimmt dann sodiumhaltige Ergänzungen zu sich, kann es zu bedrohlichen Zuständen kommen.

Mangelprobleme

Ein Kaliummangel wird als Hypokaliämie bezeichnet. Diese wird über die Konzentration im Blut festgestellt. Bekannte Symptome sind Muskelschwäche, Müdigkeit, Blähungen, Verstopfung, niedriger Blutdruck. In schweren Fällen kann ein Kaliummangel lebensgefährlich werden.

Natürliche Versorgung

Nachfolgende Nahrungsmittel sind relativ reich an Kalium: frisches Obst, Nüsse, Hülsenfrüchte, Vollkornprodukte, Fisch, Pilze, Kartoffeln, Käse.

Empfohlener Tagesbedarf

Es gibt keine genauen Angaben über Tagesempfehlungen. Meist werden 2 bis 3 g als ausreichende Versorgungsmenge genannt.

Der tägliche Bedarf von Kalium im Körper ist aber nicht nur von der täglichen Aufnahmemenge abhängig, sondern von Alter, Lebens- und Bewegungsgewohnheiten.

Ein stark erhöhter Bedarf kann sich ergeben durch körperliche

Anstrengung mit starkem Schwitzen, häufiges Erbrechen, Bulimie, anhaltende Durchfälle, entzündliche Darmerkrankungen, Missbrauch von Abführmitteln, Alkoholmissbrauch, Störungen im Säure-Basen-Haushalt (Alkalose).
Auch Diabetiker, die regelmäßig Insulin spritzen, haben einen erhöhten Tagesbedarf.

Überdosierungsprobleme

Die Bezeichnung für eine Überdosierung lautet Hyperkaliämie. Diese muss nicht unbedingt durch eine zu hohe Kaliumzufuhr entstehen. Es können auch Erkrankungen der Niere verantwortlich sein, die dazu führen, dass nicht mehr genug Kalium ausgeschieden werden kann. Inzwischen sind auch einige Medikamente bekannt, die den Kaliumspiegel im Blut erhöhen können. Hierzu zählen sogenannte ACE-Hemmer, kaliumsparende Diuretika und Zytostatika, wie sie häufig bei der Krebstherapie eingesetzt werden.
Bei leichteren Überdosierungen kann es zu Muskelkrämpfen und Herzrhythmusstörungen kommen. In schweren Fällen kann Hyperkaliämie lebensbedrohlich sein.

Gegenmaßnahmen

Die Gegenmaßnahmen richten sich stets nach der Art der festgestellten Über- oder Unterversorgung mit Kalium. Sie sollte nie ohne therapeutische Kontrolle durchgeführt werden. Neben der Feststellung der Kaliumkonzentration im Blut ist es wichtig, stets umgehend den Grund der vorhandenen Über- oder Unterversorgung zu erkennen und zu therapieren.

Magnesium

Magnesium ist ein essentielles Mengenelement, das in einer Gesamtmenge von etwa 20 g im menschlichen Körper vorhanden ist.

Da der Körper es nicht selbst produzieren kann, muss Magnesium täglich zugeführt werden, will man einem Mangelzustand entgegenwirken. Als Bestandteil von Enzymen oder als Coenzym ist Magnesium an zahlreichen Enzymreaktionen beteiligt. Neben der Aktivierung von Enzymen und dem Knochenaufbau ist Magnesium auch an der richtigen Funktion von Muskeln und Nerven beteiligt. Es wirkt stressabbauend und ist an der Umwandlung von Glucose in Energie beteiligt.

Mangelprobleme

Magnesiummangel löst Muskelkrämpfe, Menstruationsbeschwerden, Nervosität, Reizbarkeit, Kopfschmerzen, Konzentrationsmangel, allgemeines Schwächegefühl und Herzrhythmusstörungen aus. Nach neuen Erkenntnissen werden auch Depressionen, Panikattacken und schizophrene Psychosen durch Mangelzustände verstärkt.

Natürliche Versorgung

Magnesium kommt in nahezu allen Nahrungsmitteln, im Trink- und Mineralwasser vor. Besonders reich an Magnesium sind grüne Blattgemüse, Nüsse, Feigen, Zitrusfrüchte, Getreidekeime, Fisch, Geflügel.

Empfohlener Tagesbedarf

Für den Tagesbedarf eines Erwachsenen werden 300 bis 450 mg angegeben.

Überdosierungsprobleme

Zu Überdosierungen kann es nur in ganz seltenen Fällen von übertriebener Zufuhr kommen. Die Symptome dafür sind Übelkeit, Erbrechen, Durchfall, unerklärliche Müdigkeit.

Gegenmaßnahmen

Bei Mangelproblemen sollte gezielt Magnesium zugeführt werden. Hierbei macht es aber keinen Sinn, besonders hohe Dosen einzunehmen. Seriöse Studien weisen darauf hin, dass bei hohen Zugaben weniger als die Hälfte vom Körper resorbiert wird. Nimmt man zum Beispiel eine Tagesdosis auf einmal ein, werden weniger als 20 Prozent davon aktiv. Am besten eignen sich Magnesiumsalze zur Bekämpfung einer Unterversorgung.

Natrium

Natrium ist ein chemisches Element, das im menschlichen Körper vor allem im Zusammenspiel mit Kalium tätig ist. Es war somit auch kein besonderer Zufall, dass man beide Mineralstoffe gemeinsam entdeckt hat. Natrium liegt im menschlichen Körper in einer Größenordnung von rund 100 g vor. Genauer gesagt liegt es in Form von Na^{+}-Ionen vor. Diese Ionen spielen eine tragende Rolle bei der Entstehung und Weiterleitung von Nervenimpulsen. Im Zusammenspiel mit Kalium sind beide Stoffe an den Vorgängen der Muskelkontraktion beteiligt. Natrium ist auch für Calcium ein wichtiger Partner, da es die Löslichkeit des Calciums im Blut erst ermöglicht. Weitere Aufgaben des Natriums im Zusammenspiel mit anderen Mineralstoffen sind die Regulierung des osmotischen Drucks, Sicherstellung eines geregelten Wasserhaushalts und Aufnahme sowie Transport von Nährstoffen.

Mangelprobleme

Sinkt der normalerweise recht gleichmäßige Natriumspiegel im Blut deutlich ab, spricht man von einer Hyponatriämie. Bei leichteren Fällen können sich Verdauungsprobleme einstellen. Bei starker Unterversorgung, wenn der Blutwert unter 120 mmol/l sinkt, werden die Gehirnfunktionen beeinträchtigt, und es kann zu lebensbedrohlichen Zuständen kommen. Bei einer langsamen Entwicklung über mehrere Tage hinweg sind Schlappheit, Müdigkeit und erkennbare Wesensveränderungen mögliche Symptome. Bei starken Mangelproblemen und damit verbundenen raschen Entwicklungen treten meist schnell Kopfschmerzen auf, es kommt zu Übelkeit und epileptischen Anfällen. Ein Hirnödem kann entstehen.

Natürliche Versorgung

Natürliche Natriumquellen sind neben Speisesalz und salzigen Nahrungsmitteln auch Artischocken und Rote Bete.

Empfohlener Tagesbedarf

Die Tagesempfehlungen differieren in unterschiedlichen Quellen. Die Werte bewegen sich zwischen 2 und 5 g pro Tag.

Überdosierungsprobleme

Ist der Natriumspiegel im Blut deutlich erhöht, spricht man von einer Hypernatriämie. Sie ist aber nur selten die Folge von einer zu hohen Natriumzufuhr, etwa durch Salze, sondern meist das Ergebnis von starkem Wasserverlust. Dieser kann sowohl durch eine Krankheit als auch durch starkes Schwitzen oder anstrengende Körperleistungen hervorgerufen werden. Bei Senioren ist oft das altersbedingt verminderte Durstgefühl ein Risikofaktor. Eine Hypernatriämie ist schwer zu diagnostizieren. Der Natriumwert bleibt dabei relativ normal, während er im Blut durch den Wassermangel stark absinken kann. Die Symptome können vielfältig sein. Starkes Durstgefühl, allgemeine Schwäche, Müdigkeit und Konzentrationsprobleme können ebenso auftreten wie epileptische Anfälle, Bewusstlosigkeit oder auch Ödeme.

Gegenmaßnahmen

Bei Hyponatriämie muss entweder Kochsalz zugegeben werden. Je nach Zustand des Patienten kann dies oral oder als Infusion erfolgen. Oder die Flüssigkeitsaufnahme muss reduziert werden. Der Ausgleich sollte aber stets unter ärztlicher Kontrolle erfolgen. Bei Hypernatriämie ist die kontrollierte Flüssigkeitszufuhr meist das Mittel der ersten Wahl. Dies muss aber langsam und unter permanenter Kontrolle geschehen, weil das schnelle Absenken der Natriumkonzentration gefährlich sein kann. Grund hierfür ist das Regulationsbestreben des menschlichen Organismus. Das Gehirn hat bereits damit begonnen, sich an die höheren Werte zu gewöhnen. Ein zu schnelles Absenken würde zu Hirnschäden führen.

Spurenelemente und ihre Dosierungsprobleme

Eisen

Eisen ist für den Menschen und die meisten anderen Lebewesen eines der wichtigsten Spurenelemente mit essentiellen Aufgaben im Organismus. Als zentraler Bestandteil von Myoglobin, einem Protein, das Sauerstoff reversibel binden kann, und Hämoglobin, den roten Blutkörperchen, ist es direkt am Transport und der Speicherung von Sauerstoff beteiligt und für die Übertragung von Elektronen verantwortlich. Als Bestandteil des sogenannten »Eisen-Schwefel-Komplexes« (Iron-Sulphur-Cluster) in zahlreichen Enzymen ist es ein wichtiger Faktor in der Atmungskette. Weitere Aufgaben erfüllt Eisen beim Stoffwechsel der Vitamine des B-Komplexes. Wichtig ist Eisen auch für das Enzym Katalase, das im Stoffwechsel der Zellen das Gift Wasserstoffperoxid abbaut. Um aber vom Organismus überhaupt absorbiert werden zu können, werden weitere Mineralstoffe wie Mangan, Kobalt und Kupfer, aber auch das Vitamin C benötigt.

Mangelprobleme

Ein Eisenmangel tritt in der Praxis wesentlich häufiger auf als angenommen wird. Die häufigsten Ursachen sind Mangelernährung und verschiedene Blutungszustände. Diese können durch Wunden oder Operationen entstehen, aber auch relativ unbemerkt im Magen-Darm-Trakt vorkommen. Auch bei Säuglingen, die nicht gestillt werden, kann es zu einer Unterversorgung kommen. Kuhmilch enthält weniger Eisenanteile als die Muttermilch. Auch Frauen mit starken Menstruationsblutungen können immer wieder in Mangelzustände geraten.

Leichte Unterversorgung bleibt meist unbemerkt und verläuft ohne erkennbare Symptome. Hält der Mangelzustand aber an, können Fingernägel brüchig werden, Hautblässe stellt sich ein, es kann zu

Haarausfall kommen. Konzentrationsstörungen, psychische Probleme und starke Kopfschmerzen sind ebenso Folgen von Eisenmangel wie die bekannte Eisenmangelanämie.

Natürliche Versorgung

Bei einer ausgewogenen Ernährung kommt es seltener zu Mangelerscheinungen. Besonders reich an Eisen sind getrocknete Kräuter wie Petersilie, Minze und Thymian. Auch Schweinenieren, Kalbsleber, Sojabohnen, Kürbiskerne und Leinsamen sind natürliche Quellen.

Empfohlener Tagesbedarf

Die Tagesempfehlungen bewegen sich international zwischen 10 und 18 mg. Bei schwangeren und stillenden Frauen wird aber die doppelte Menge empfohlen.

Überdosierungsprobleme

Eisen ist zwar essentiell für den Körper, kann aber in größeren Dosen tödlich sein. Bei Kindern wirkt bereits 1 g toxisch, 3 g können zum Tod führen. Deshalb sollten Eltern, die Nahrungsergänzungen mit Eisen zu sich nehmen, diese unbedingt vor Kindern sicher verschließen. Bei Erwachsenen stellen sich ab 3 g ebenfalls ernste toxische Probleme ein. Dies muss nicht unbedingt durch eine Überdosierung geschehen. Eine Regulationsstörung im Darm kann zur Hämochromatose führen. Dies ist eine Eisenspeichererkrankung, bei der sich das Eisen in der Leber anreichert und es dort zu Ablagerungen kommt. Diese rufen im Laufe der Zeit krankhafte Organstörungen hervor.

Gegenmaßnahmen

Bei Unterversorgungsproblemen muss nicht immer sofort zu einem Eisenpräparat gegriffen werden. Meist ist eine Ernährungsumstellung auf eisenreiche Kost sinnvoller. In der Praxis hat sich auch gezeigt, dass zusätzliches Vitamin C (Ascorbinsäure) täglich eingenommen die Resorption des Eisens im Körper fördern kann.

Fluor

Fluor zählt auch zu den für den Menschen essentiellen Spurenelementen. Der Körper eines normalen Erwachsenen enthält etwa 5 bis 6 g, von denen sich der größte Anteil in den Knochen und Zähnen befindet. Ein ausgewogener Fluorhaushalt wirkt schützend auf die Zähne und beugt Karies vor.

Mangelprobleme

Mangelprobleme werden meist in Form von Karies und Zahnverfall wahrgenommen.

Natürliche Versorgung

Neben dem Trinkwasser sind grüner Tee, Fisch und Vollkornprodukte gute Quellen.

Empfohlener Tagesbedarf

In den unterschiedlichen Publikationen werden 1 bis 2 mg als tägliche Aufnahmemenge empfohlen. Hierbei gilt es aber besonders zu beachten, dass es bis zu einer gefährlichen Überdosierung nur ein kleiner Schritt ist. Bereits 5 mg können auf Dauer schädlich sein.

Überdosierungsprobleme

Fluor und viele Fluorverbindungen können für den Menschen äußerst schädlich sein. Je nachdem, wie das Fluor aufgenommen wurde, können sich die unterschiedlichsten Symptome einstellen. Bei Überdosierung durch Nahrungsergänzungen kann es relativ rasch zu Nierenschäden kommen. Werden dem Körper täglich mehr als 20 mg zugeführt, etwa zusätzlich durch Fluoridbelastung am Arbeitsplatz, entsteht eine Fluorose. So wird die chronische Fluorvergiftung fachlich genannt. Es stellen sich Symptome wie Übelkeit, Erbrechen, Bauchschmerzen, Durchfall, Husten, Verschleimung der Bronchien, Auswurf und Atemnot ein. Die Zähne verfärben sich unangenehm, was als Dentalfluorose bezeichnet wird. Die Knochen verhärten, auch die Wirbelsäule kann sich versteifen (Knochenfluorose).

Gegenmaßnahmen
Akute Fluorvergiftungen können nur nach gründlicher Diagnose und der Feststellung des Vergiftungsgrades therapiert werden.

Jod

Jod ist im menschlichen Körper hauptsächlich für die Produktion der beiden Schilddrüsenhormone Thyroxin und Triodthyronin mitverantwortlich. Von den bis zu 30 mg Jod im Körper sind rund 99 Prozent in der Schilddrüse gespeichert.

Mangelprobleme
Jodmangel führt auf Dauer zu einer Vermehrung des Schilddrüsengewebes und bildet den bekannten Kropf. Die Kropfbildung an sich ist zwar optisch unschön, aber keine besondere Gesundheitsgefährdung. Hält der Jodmangel längere Zeit an, kann es zu einer Schilddrüsenunterfunktion kommen, Hypothyreose genannt. Hieraus resultieren schwerwiegende Stoffwechselstörungen, die bei Neugeborenen mit angeborener Hypothyreose zu geistiger und körperlicher Behinderung führen kann, wenn die Krankheit nicht rechtzeitig erkannt und behandelt wird.

Natürliche Versorgung
Vor allem das überall erhältliche Jodsalz bietet eine gute Möglichkeit, die tägliche Versorgung zu sichern. Außerdem sind Fisch, Muscheln, Austern und Rinderleber gute Quellen.

Empfohlener Tagesbedarf
Als Tagesempfehlung wird allgemein eine Menge von 150 µg angegeben. Bei schwangeren und stillenden Frauen werden aber höhere Tagesmengen empfohlen, die bis zu 200 µg gehen.

Überdosierungsprobleme
Überdosierungsprobleme können auftreten, wenn größere Dosen im Milligrammbereich aufgenommen werden. Dabei kommt es

meist zu Reizwirkungen an der Haut und den Schleimhäuten. Auf Dauer können sich daraus Krankheiten wie Bronchitis, Bindehautentzündung (Konjunktivitis) oder große Hautausschläge (Exanthemen) entwickeln.

Gegenmaßnahmen

Bei einer Unterversorgung wird meist eine Zugabe durch Jodtabletten verabreicht. Bei Problemen mit einem zu hohen Jodanteil, die nicht auf oraler Einnahme basieren, muss zuerst der Auslöser entdeckt und beseitigt werden. Danach wird eine auf den Patienten individuell abgestimmte Therapie verordnet.

Zink

Zink zählt zu den für den Menschen wichtigsten Mineralstoffen und ist somit ein essentielles Spurenelement. Die Aktivitäten zahlreicher Hormone und Enzyme sowie unser gesamtes Immunsystem sind von einem ausgewogenen Zinkhaushalt im Körper abhängig. Neben der Beteiligung am Stoffwechsel von Eiweiß, Fett und Zucker ist Zink auch beim Aufbau der Erbsubstanz und beim Zellwachstum erforderlich. Neue Studien haben ergeben, dass Zink auch in der Lage ist, die geistige Leistungsfähigkeit zu steigern. Bei Kindern wurde dies im Rahmen einer US-Studie bereits durch eine tägliche Zugabe von 20 mg erreicht.

Da Zink aber nicht im Körper gespeichert werden kann, ist der Organismus auf die regelmäßige Zufuhr angewiesen.

Mangelprobleme

Zinkmangel ist auch in den modernen Industrieländern heute keine Seltenheit mehr. Der Hauptgrund hierfür ist meist in falscher Ernährung zu finden. Ein weiterer Grund liegt in einem zu hohen Kupferspiegel im Körper, der beispielsweise durch Trinkwassergenuss aus heimischen Kupferrohren herrühren kann. Kupfer und

Zink agieren als Antagonisten. Auch eine stark eisenhaltige Ernährung kann den Zinkspiegel senken. Symptome von Zinkmangel sind brüchige Nägel, trockene Haut, Haarausfall und ein geschwächtes Immunsystem, das zu höherer Infektanfälligkeit neigt. Anhaltender Zinkmangel kann zu Blutarmut (Anämie) und Wachstumsstörungen führen.

Natürliche Versorgung

Natürliche Quellen sind vor allem rotes Fleisch, Meeresfrüchte und Fische, Milch und Milchprodukte, Weizenkeime und Vollkornprodukte, Kerne, Erdnüsse und grüne Salate.

Empfohlener Tagesbedarf

In verschiedenen Publikationen und von der WHO werden Tagesmengen von 12 bis 15 mg empfohlen. Bei Schwangeren und Stillenden liegt der Tageswert bei 25 mg. Neue Empfehlungen geben für Heranwachsende eine Dosis von 20 mg pro Tag an.

Überdosierungsprobleme

Bei einer regelmäßigen Zufuhr von 200 mg und mehr pro Tag können sich ernsthafte Überdosierungsprobleme einstellen. Erste Symptome sind häufig Übelkeit, Durchfall, Erbrechen und Leibschmerzen. Toxisch können Dosen von mehr als 1 g wirken. Es kann zu blutigem Erbrechen, Blutdruckabfall, Nierenstörungen, Herzrasen (Tachykardie) und letztendlich zum Tod durch Kreislaufversagen führen.

Gegenmaßnahmen

Bei Mangelproblemen helfen meist genau dosierte Zinkzugaben, die aber vom Arzt verordnet und deren Einnahme kontrolliert werden sollte. Bei leichten Problemen durch Überdosierung während der Einnahme von Nahrungsergänzungen sollten diese unverzüglich abgesetzt werden. Bei toxischen Problemen ist der sofortige Arztbesuch unumgänglich.

Vitamin A – Retinsäure

Vitamin A ist vor allem als Bestandteil des Sehpurpurs im Auge bekannt. Dort ist es wichtig für das Sehen von Farben und für die Hell-Dunkel-Unterscheidung. Außerdem ist das Vitamin am Schutz der Haut und der Schleimhäute beteiligt. Retinsäure zählt zu den fettlöslichen Vitaminen und kann durch die Nahrung am besten aufgenommen werden, wenn diese etwas Fett enthält.

Mangelprobleme

Ein Mangel kann zu Lichtscheue führen, ebenso kann die Sehschärfe vermindert werden, Nachtblindheit entsteht oder wird gefördert. Bindehäute können austrocknen und entzünden, ebenso sind brüchige Nägel und glanzlose Haare mögliche Symptome.

Natürliche Versorgung

Die beste natürliche Versorgung gewährleistet die Einnahme von Lebertran. Auch Hühner- und Rinderleber sowie Leberwurst sind gute Quellen zur Vitamin-A-Versorgung.

Empfohlener Tagesbedarf

Die Tagesempfehlungen differieren international stark. So empfiehlt die DGE Frauen 0,8 bis 0,9 mg, Männern 1,1 mg, schwangeren Frauen und Mädchen in der Pubertät 1,1 mg, Stillenden 1,8 bis 1,9 mg. Linus Pauling, amerikanischer Chemiker und Nobelpreisträger, empfahl 6 bis 12 mg als tägliche Versorgungsmenge. Andere internationale Empfehlungen bewegen sich dazwischen.

Überdosierungsprobleme

Deutlich überhöhte Vitamin-A-Zugaben können im Extremfall gefährlich werden. Die toxischen Dosen liegen bei Kindern über 75 000 IE und bei Erwachsenen über 1 Million IE. Der Umrechnungsfaktor für Vitamin A ist: 1 IE = 0,3 µg. Diese Mengen können bereits bei einmaliger Aufnahme toxisch wirken. Dabei treten die unterschiedlichsten Vergiftungssymptome einzeln oder gemeinsam auf. Hierzu zählen Schlappheit, Appetitlosigkeit, Übelkeit, Erbrechen, Kopfschmerz, Schwindel, Fieber und Reizbarkeit.

Gegenmaßnahmen

Bei Unterversorgung ist das älteste Hausmittel der Lebertran. Nach der Aufnahme von toxischen Mengen sollte ein rasches Erbrechen herbeigeführt werden. In Extremfällen kann auch eine Magenspülung erforderlich sein. Bei Überdosierung haben sich neben dem Verabreichen von Aktivkohle auch erhöhte Zugaben von Vitamin C als vorteilhaft erwiesen. Stellen sich Blutungen ein, können Vitamin-K-Zugaben diesen entgegenwirken. Die aufgetretenen Symptome sollten stationär beobachtet und behandelt werden.

Vitamin B_5 – Pantothensäure

Vitamin B_5 ist Bestandteil zahlreicher Enzyme. Zu seinen Funktionen gehört das Reparieren geschädigter Zellen, Verhinderung der Verklumpung roter Blutkörperchen, Sicherung der Nervenfunktionen und Regulation der Verdauungsfunktionen.

Mangelprobleme

Bei länger anhaltenden Mangelzuständen kann sich die Schleimhaut im Magen-Darm-Trakt verändern. Tritt massive Unterversorgung ein, können Rachenraum und Zunge stark gerötet sein und anschwellen. Weitere Symptome sind Übelkeit, Erbrechen, Durchfall, Schwindel, Verwirrtheit, Depression und Panikattacken.

Natürliche Versorgung

Natürliche Quellen mit hohen Vitaminanteilen sind Pilze. Vor allem Pfifferlinge und getrocknete Steinpilze stehen ganz oben auf der Liste. Auch Hefeflocken, Weizenkleie und Erdnüsse sind gute Quellen.

Empfohlener Tagesbedarf

Wie bei allen Vitaminen differieren die Tagesempfehlungen auch hier recht stark. Die DGE empfiehlt für Frauen 15 mg und für Männer 18 mg am Tag. Linus Pauling, amerikanischer Chemiker und Nobelpreisträger, empfahl zwischen 300 und 600 mg, was aber offensichtlich zu viel sein kann.

Überdosierungsprobleme

Eine Zufuhr von mehr als 200 mg täglich kann auf Dauer bereits zu ersten Gesundheitsproblemen führen. Meist beginnt es mit verstärktem Juckreiz, Übelkeit und Kopfweh. Allergien und Gefäßerweiterungen können sich dazugesellen. Werden Zugaben im Grammbereich aufgenommen, kann es zu gravierenden Schäden kommen. Entzündungen der Magenschleimhaut und Leberstörungen sind dann meist vorprogrammiert.

Gegenmaßnahmen

Bei Unterversorgung helfen oft bereits kleinere Ernährungsumstellungen. Gelingt dies nicht, kann auch kontrolliert Pantothensäure zugegeben werden. Bei Überdosierung sind normalerweise keine besonderen therapeutischen Maßnahmen erforderlich, aber die Symptome müssen entsprechend behandelt werden.

Vitamin D – Calciferol

Vitamin D ist ein fettlösliches Vitamin. Im Körper ist es für die Regulierung sowohl des Calcium- als auch des Phosphathaushalts verantwortlich. Durch diese Funktionen ist es direkt am Aufbau und der Härte von Knochen und Zähnen beteiligt.

Mangelprobleme

Eine Unterversorgung drückt sich meist in Form von Muskelschwäche und erhöhter Infektanfälligkeit aus. Bei Rachitis-Patienten können sich schwerwiegendere Folgen ihrer Krankheit einstellen. Gleiches gilt für Frauen, die an Osteoporose erkrankt sind.

Natürliche Versorgung

Auch für Vitamin D ist Lebertran die beste Quelle. Außerdem enthalten zahlreiche heimische Fische hohe Anteile. Die immer wieder verbreitete Meldung, dass 10 Minuten Sonnenlicht am Tag den Bedarf ebenfalls sicherstellen kann, ist inzwischen wissenschaftlich widerlegt. In zwei unabhängigen US-Studien mit Osteoporose-Patientinnen in den beiden Sonnenstaaten Kalifornien und Florida wurde festgestellt, dass viele dieser Frauen trotz stundenlanger täglicher Sonnenaufenthalte unter Vitamin D-Mangel litten.

Empfohlener Tagesbedarf

Die Tagesbedarfs-Empfehlungen differieren zwischen 5 µg bei der DGE und 20 µg bei Linus Pauling.

Überdosierungsprobleme

Die Überdosierung von Calciferol kann äußerst gefährlich sein, da es zu toxischen Reaktionen kommen kann. Erste Symptome können Erbrechen, Durchfall und allgemeine Schwäche sein. Weil sich Vitamin D auch im Gewebe ablagert, können selbst nach Wochen noch toxische Mengen in das Blut abgegeben werden. So können Herz-Kreislauf-Erkrankungen und Nierenprobleme entstehen. Es besteht das Risiko, dass sich eine Hyperkalzämie (Erhöhung des Calcium-Spiegels im Blut) entwickelt. Diese kann mit zahlreichen Symptomen einhergehen. Appetitlosigkeit, Erbrechen, Durchfall, chronische Darmverstopfung, Muskelschwäche, Schwindelanfälle, neurologische Störungen zählen ebenso dazu wie Störungen an Leber, Niere und Herz.

Gegenmaßnahmen

Toxische Überdosierungen müssen stationär behandelt werden. Wichtig ist die Kontrolle und richtige Einstellung des Elektrolyt- und Wasserhaushalts. Das Hauptaugenmerk sollte hierbei auf Kalium und Calcium liegen. Ebenso wichtig sind die Nierenfunktionen. Sind diese einwandfrei, können verschiedene Infusionen hilfreich sein, deren Zusammensetzung sich nach dem Zustand des Patienten richtet.

Vitamin E – Tocopherol

Vitamin E ist ein für den Organismus äußerst wichtiges Vitamin. Es kann mehrfach ungesättigte Fettsäuren in Lipoproteinen und Membranlipiden vor Oxidation schützen. Es wirkt als sogenannter »Radikalenfänger«. Weil es die Keimdrüsen steuert, wirkt es auch positiv auf die Fruchtbarkeit.
Wegen der vielen positiven Eigenschaften werden hohe Vitamin-E-Zusätze seit Jahren als »Anti-Aging-Mittel« angepriesen. Neue Studien zeigen aber, dass Vitamin E in großen Mengen kaum gegen das Altern, aber negativ auf die allgemeine Gesundheit wirken kann.

Mangelprobleme

Bisher sind keine besonderen Mangelerscheinungen bei Vitamin E bekannt. Dennoch veröffentlichte angebliche Auswirkungen auf Blutkörperchen und Fruchtbarkeit resultieren aus Laborversuchen mit Tieren.

Natürliche Versorgung

Vor allem Öle wie Weizenkeim- und Sonnenblumenöl sind gute Lieferanten, aber auch Haselnüsse, Mandeln, Sonnenblumenkerne und Sojaprodukte.

Empfohlener Tagesbedarf

Hier gehen die Angaben für benötigte Tagesmengen weit auseinander. Die DGE empfiehlt 12 mg, Linus Pauling riet zu 800 mg. Man muss aber anfügen, dass sich die Tagesempfehlung von Pauling auf eine therapeutisch relevante Einnahme zur Altersbekämpfung bezog, die inzwischen widerlegt ist.

Überdosierungsprobleme

Wer täglich hohe Dosen von mehr als 1 g zu sich nimmt, klagt häufig über leichtere Kopfschmerzen und Übelkeit. Mehr als 3 g als Einzeldosis können toxisch sein. Die zuvor genannten Symptome verstärken sich. Dazu kann es zu Schwindelanfällen, Muskelschwäche und Erbrechen kommen.

Gegenmaßnahmen

Sowohl bei Mangel als auch bei Überdosierung sind keine besonderen therapeutischen Maßnahmen erforderlich, außer eine eventuelle Zufuhr zu regulieren. Bei starken Symptomen müssen diese mit den bekannten Therapien behandelt werden.

Lebensmittelzusatzstoffe, die Probleme bereiten können

Als Lebensmittelzusatzstoffe werden diejenigen Stoffe bezeichnet, die Lebensmitteln bei der Verarbeitung zugesetzt werden, um Aussehen, Haltbarkeit, Geschmack und andere Eigenschaften den Wünschen der Hersteller anzupassen. Sie werden zum besseren Verständnis mit den sogenannten E-Nummern gekennzeichnet, die auch gut sichtbar auf den Verpackungen der Lebensmittel im Handel angebracht sein müssen. Nachfolgend aufgeführte Zusatzstoffe können gesundheitliche Schäden hervorrufen oder stehen zumindest im Verdacht. Es wird zwar immer wieder erklärt, dass die zugelassenen Konzentrationen dieser Stoffe völlig unbedenklich sind. Es gibt aber keine abgesicherten Studien über mögliche Langzeitfolgen bei starkem Verzehr bestimmter verarbeiteter Nahrungsmittel über Jahre hinweg. Hinzu kommt noch als weiterer möglicher Risikofaktor, dass die zugelassenen Werte für europäische Hersteller bindend sind, nicht aber für solche aus dem Ausland. So können zum Beispiel in Asien, Afrika oder auch Osteuropa ganz andere Mengen an Lebensmittelzusatzstoffen verarbeitet werden. Was auf einer Verpackung deklariert wird, muss nicht zwangsweise auch darin enthalten sein. Umgekehrt muss nicht alles deklariert werden, was enthalten ist. Das haben uns die zahlreichen Lebensmittelskandale der vergangenen Jahre deutlich vor Augen geführt.

Farbstoffe

E 101 – Lactoflavin

Vorkommen: natürlich | Farbe: Gelb

Mögliche Nebenwirkungen: Bei Überdosierung ist eine Vitamin-B-Akne möglich.

E 102 – Tartrazin

Vorkommen: künstlich | Farbe: Gelb

Mögliche Nebenwirkungen: Kann Allergien auslösen. Ist in einigen skandinavischen Ländern verboten.

E 106 – Riboflavin-5-Phosphat

Vorkommen: natürlich | Farbe: Gelb

Mögliche Nebenwirkungen: Bei Überdosierung ist eine Vitamin-B-Akne möglich.

E 110 – Gelborange S

Vorkommen: künstlich | Farbe: Gelb

Mögliche Nebenwirkungen: Steht im Verdacht, Allergien auszulösen.

E 122 – Azorubin

Vorkommen: künstlich | Farbe: Rot

Mögliche Nebenwirkungen: Steht im Verdacht, Allergien auszulösen.

E 123 – Amaranth

Vorkommen: künstlich | Farbe: Rot

Mögliche Nebenwirkungen: Steht im Verdacht, Allergien auszulösen. Ist seit 1976 in den USA verboten.

E 127 – Erythrosin

Vorkommen: künstlich | Farbe: Rot

Mögliche Nebenwirkungen: Steht im Verdacht, Allergien auszulösen.

E 131 – Patentblau 5

Vorkommen: künstlich | Farbe: Blau

Mögliche Nebenwirkungen: Steht im Verdacht, Allergien auszulösen.

E 151 – Brillantschwarz

Vorkommen: künstlich | Farbe: Schwarz

Mögliche Nebenwirkungen: Steht im Verdacht, Allergien auszulösen.

E 180 – Rubinpigment

Vorkommen: künstlich | Farbe: Rot

Mögliche Nebenwirkungen: Steht im Verdacht, Allergien auszulösen.

Konservierungsstoffe

E 200 – Sorbinsäure

Vorkommen: natürlich, in einigen Beerenfrüchten

Mögliche Nebenwirkungen: Neben Geschmacksverfälschung kommt es auch zu Allergien.

E 210 – Benzoesäure

Vorkommen: natürlich, in einigen Beerenfrüchten

Mögliche Nebenwirkungen: Gilt als allergieauslösend.

E 214 – PHB Ester

Vorkommen: künstlich

Mögliche Nebenwirkungen: Geschmacksverfälschung, Allergien.

E 220 – Schwefeldioxid

Vorkommen: künstlich

Mögliche Nebenwirkungen: Neben Kopfweh und Übelkeit auch als Zerstörer von Vitamin B_1 bekannt.

E 230 – Biphenyle

Vorkommen: künstlich

Mögliche Nebenwirkungen: Gilt als allergieauslösend.

E 236 – Ameisensäure

Vorkommen: künstlich und natürlich

Mögliche Nebenwirkungen: Wirkt in größeren Mengen toxisch.

E 250 – Natriumnitrit

Vorkommen: künstlich

Mögliche Nebenwirkungen: Steht im Verdacht, krebserregend zu sein.

Antioxidationsmittel

E 320 – Butylhydroxyanisol

Vorkommen: künstlich

Mögliche Nebenwirkungen: Steht im Verdacht, Allergien auszulösen.

Nahrungsmittel und versteckte Toxine

Es sind nicht immer nur die chemischen Zusatzstoffe, die als gesundheitsschädliche Substanzen unsere Nahrungsmittel anreichern. Seit Menschengedenken ist bekannt, dass zahlreiche Lebensmittel mehr oder weniger große Mengen an toxischen Stoffen enthalten. Verschiedene dieser Substanzen werden von Pflanzen zum Schutz gegen Schädlinge selbst hergestellt, andere entstehen bei Lagerung oder Verarbeitung, und einige ergeben sich auch durch falsche Verarbeitung. Mit Zunahme der Forschung im Bereich der Verträglichkeit von Nahrungsmitteln werden immer neue Substanzen entdeckt, die zur intensiven Schädigung unserer Gesundheit beitragen können. Einige dieser Stoffe sind:

Acrylamid

Acrylamid, in einigen Publikationen auch als Acrylsäureamid, Propensäureamid oder 2-Propenamid bezeichnet, ist in reiner Form ein weißes, kristallines Pulver, das zur Gruppe der Amide gehört. Das sind chemische Verbindungen, die sich von Ammoniak ableiten. Industriell wird Acrylamid künstlich hergestellt und zu Polyacrylamid verarbeitet. Der so entstandene Kunststoff wird in der Kosmetikbranche, der Papierindustrie, bei Verpackungsmaterialien und bei der Aufbereitung von Trinkwasser verwendet.

In der Nahrungsmittelforschung wurde Acrylamid erstmals im April 1999 erwähnt. Schwedische Wissenschaftler hatten entdeckt, dass die Substanz in zahlreichen stärkehaltigen Nahrungsmitteln enthalten ist, wenn diese zuvor hoch erhitzt wurden. Hierbei ist aber auffällig, dass Acrylamid nur dann nachgewiesen werden kann, wenn die Lebensmittel wie Pommes frites, Chips oder Knäckebrot gebraten, gebacken, geröstet, gegrillt oder frittiert worden sind. In gekochten Lebensmitteln wurde bisher kein Acrylamid gefunden. In weiteren Untersuchungsschritten kam dann zutage, dass die Aminosäure Asparagin eine tragende Rolle bei der Acrylamidbildung spielt. Sie kommt vor allem in Getreide und Kartoffeln vor. Besonders hohe Acrylamidkonzentrationen entstehen, wenn getreide- oder kartoffelhaltige Nahrungsmittel trocken auf mehr als 120 °C erhitzt werden. Bei Werten von mehr als 180 °C steigt der messbare Acrylamidwert stark an. Die Substanz legt sich dabei schichtförmig auf die Oberfläche der solcherart erhitzten Lebensmittel. Gefördert wird die Acrylamidbildung zusätzlich durch Fructose, Glucose und andere Zuckerformen.

Vorkommen

Da Acrylamid inzwischen als toxische und Krebs erregende Substanz erkannt wurde, sollte sie in Lebensmitteln gar nicht vorkommen. Leider häufen sich aber die Meldungen über Acrylamid-Funde in zahlreichen Fast-Food-Produkten und bei Grillwaren. Bis heute gibt es aber noch keine einheitlichen Grenzwerte für Acrylamid in Lebensmitteln.

Aufnahme

Die Aufnahme von Acrylamid erfolgt in den meisten bekannten Fällen oral oder per Hautkontakt.

Wirkung

Werden toxisch relevante Mengen aufgenommen, treten meist als direkte Folge Schädigungen des Zentralnervensystems auf. In Tierversuchen wurde inzwischen nachgewiesen, dass eine Aufnahme von Acrylamid über längere Zeit auch negativ auf die DNA wirken und somit das Erbgut schädigen kann.

Symptome

Müdigkeit, Schlappheit, Gleichgewichtsstörungen und nervliche Erkrankungen (Polyneuritis) können erste Symptome sein.

Sofortmaßnahmen

Da eine Vergiftung mit Acrylamid als Folge von hohem Konsum verseuchter Lebensmittel bisher kaum diagnostiziert wird, gibt es auch keine Angaben zu Sofortmaßnahmen. Praktische Ratschläge beziehen sich derzeit mehr auf Vorbeugung und Vermeidung von Acrylamidbildung bei der Speisenzubereitung. Nachfolgend einige einfache Tipps:

Lagerung von Kartoffeln: Möglichst frische Kartoffeln verwenden, da sich bei längerer Lagerungszeit mehr Glucose bildet. Gleiches gilt für die Lagerung von rohen Kartoffeln in hellen Räumen bei weniger als 8 °C. Sie bilden auch mehr Glucose.

Auswahl von Kartoffeln: Keine grünen Kartoffeln verwenden, ebenso keine angekeimten.

Zubereitung von Kartoffeln: Vor dem Backen, Braten oder Frittieren sollten Kartoffeln geschält und in die entsprechenden Formen geschnitten werden. Dann 40 bis 60 Minuten gut wässern. So wird ein Teil der Glucose ausgewaschen.

Auf dem Backblech: Kartoffeln oder Pommes frites sollten im Backofen stets auf Backpapier erhitzt werden. Dabei empfiehlt es sich, die Backtemperatur nicht über 180 °C einzustellen. Die Stücke nur goldgelb und nicht braun werden lassen. Besonders dunkle Teile entfernen, nicht verzehren.

In der Bratpfanne: Bratkartoffeln, Reibekuchen oder Rösti mit Margarine statt mit Öl zubereiten.

In der Fritteuse: Beim Frittieren von Pommes frites, Kroketten und anderen Kartoffelprodukten sollte die Temperatur 180 °C nicht übersteigen. Die Frittierzeit kurz halten, das Frittiergut goldgelb und nicht zu dunkel werden lassen.

Beim Backen: Ob Brot oder Gebäck – stets die Kruste nicht zu dunkel werden lassen. Die Backtemperatur nach Möglichkeit unter 190 °C halten. Bei Gebäckmischungen sollte auf Mandeln verzichtet werden, da auch diese die Acrylamidbildung fördern.

Therapie

Es gibt noch keine anerkannte einheitliche Therapieform bei Acrylamidvergiftung als Folge von Nahrungsmittelgenuss. Die bisherigen Kenntnisse über Gesundheitsschädigungen und Therapiemöglichkeiten beziehen sich hauptsächlich auf Erkenntnisse aus Tierversuchen.

Botulinumtoxin

Botulinumtoxin, in der Kurzform auch Botulin genannt, ist ein hochtoxisches Protein, das auf der neuronalen Ebene wirkt. Es beeinflusst vor allem die Übertragung von Signalen zwischen Gehirn und Muskeln und ist eines der stärksten bekannten Gifte. Während es in früherer Zeit nur als Vergifter von Nahrungsmitteln gefürchtet war, wird es seit einigen Jahren auch zu medizinischen Zwecken eingesetzt. Der bekannteste Handelsname für solche Anwendungen ist Botox® der Firma Allergan, weil es das erste dieser Mittel auf dem Markt war. Es gibt inzwischen aber auch andere Präparate der Firmen Merz und Ipsen.

Vorkommen

Botulinumtoxin ist ein Ausscheidungsprodukt des Bakteriums *Clostridium botulinum*. Erstmals entdeckt wurde das Toxin in Wurstkonserven, weil diese für das Bakterium das ideale Milieu bilden. Auch Fleisch und andere Wurstwaren gelten als guter Nährboden für die Bakterien. Da im 19. Jahrhundert die Technik der Lebensmittelkonservierung noch nicht so steril wie heute gehandhabt wurde, kamen mit Botulinumtoxin verseuchte Konserven wesentlich häufiger vor als heute. Doch auch in unserer modernen Welt kommen solche Vergiftungen durchaus noch vor. Gründe hierfür liegen meist in schlampiger Lagerung und fehlerhaften Bearbeitungsvorgängen. Gefährdet sind alle Konservenarten, aber auch Mayonnaise und ähnliche Produkte. Ausnahmen sind stark gepökelte Produkte, da das Pökelsalz hemmend auf das Bakterienwachstum wirkt. Ein Merkmal für möglicherweise mit Botulinum verseuchte Dosen ist ein gewölbter Deckel. Beim Öffnen entweicht dann meist hörbar ein Gas. Solche Konserven sollten unbedingt entsorgt und nicht verzehrt werden.

Ein zusätzliches Botulinumrisiko bietet seit einigen Jahren die zunehmende Einspritzung von Botox® unter die Haut aus rein kosmetischen Gründen. Der solcherart gewollte Lähmungseffekt der entsprechenden Hautstellen lässt für einen bestimmten Zeitraum kleinere Falten verschwinden. Da inzwischen nicht nur studierte Mediziner, sondern auch sogenannte »Fachleute« mit dubiosen Zertifikaten weltweit auf Hauspartys mit solchen Spritzen arbeiten, häufen sich die Fälle leichter und mittelschwerer Vergiftungen mit oft irreparablen Schäden.

Aufnahme

Botulinumtoxin wird zusammen mit dem vergifteten Lebensmittel oral aufgenommen oder als Therapeutikum injiziert. In seltenen Fällen ist auch eine Aufnahme über die Lunge oder verletzte Hautstellen möglich. Bei oraler Aufnahme wird das Toxin über die Schleimhäute im Mund und im Magen-Darm-Bereich resorbiert.

Wirkung

Es blockiert an den Nervenenden die Freisetzung von Acetylcholin und führt so zur Lähmung glatter und quergestreifter Muskulatur. Es werden auch zentralnervöse Schäden hervorgerufen. Bei schweren Vergiftungen kann es zu Atemlähmungen kommen, die auch tödlich verlaufen können.

Symptome

Bei leichten Vergiftungsfällen treten oft nur Sehstörungen wie Doppelbilder und Akkomodation auf. Auch das Nachlassen der Tränenflüssigkeit kann ein erstes Anzeichen sein. Je nach Vergiftungsgrad gesellen sich Übelkeit und Erbrechen dazu, der Mund wird trocken, es kommt zu Atmungsunregelmäßigkeiten, die Erregung nimmt zu. Es können sich Herzrhythmusstörungen einstellen. In schweren Fällen kann der Tod nach 2 bis 10 Tagen durch Atemlähmung oder Herzstillstand eintreten.

Sofortmaßnahmen

Bereits beim geringsten Verdacht auf eine Vergiftung mit Botulinumtoxin ist der Patient auf dem schnellsten Weg in ein Krankenhaus zu bringen. Dort kann dann durch einen Schnelltest die Vergiftung erkannt oder ausgeschlossen werden.

Therapie

Die weiteren Therapiemaßnahmen richten sich nach dem Grad der jeweiligen Vergiftung.

Cyanwasserstoff

Cyanwasserstoff, im deutschsprachigen Raum besser als Blausäure bekannt, ist das Nitril der Ameisensäure. Es handelt sich dabei um eine leicht flüchtige, wasserlösliche Flüssigkeit mit einem typischen stechenden Geruch nach Bittermandeln, wie er auch in vielen Krimis beschrieben wird. In der Industrie wird Blausäure hauptsächlich als Begasungsmittel in der Schädlingsbekämpfung verwendet, findet sich aber auch in defekten Katalysatoren von Autos oder unreinen Leuchtgasen. In stark verdünnter Form kommt Blausäurelösung auch in einigen Hustenmitteln vor.

Blausäure ist eine höchst toxische Substanz. Bereits 1 bis 2 Milligramm je Kilogramm Körpergewicht können tödlich sein.

Vorkommen

Es gibt einige Lebensmittel, die bereits in natürlicher Form geringe Mengen von Cyanwasserstoff enthalten. Hierzu zählen manche Steinobstsorten wie Aprikosen, Bittermandeln, Kirsche und Pfirsich. Das Gift ist vor allem in den Kernen enthalten. Aber auch

Leinsamen und Zuckerhirse enthalten Blausäure. In verschiedenen exotischen Nahrungsmitteln, die seit einigen Jahren Einzug in die europäische Küche halten, sind ebenfalls geringe Blausäuremengen nachgewiesen worden: etwa Limabohnen, Maniok-Knollen, Süßkartoffeln und Yamswurzel. Die in den genannten Nahrungsmitteln enthaltenen Dosierungen sind allerdings so niedrig, dass nur beim Verzehr großer Mengen stärkere toxische Wirkungen hervorgerufen werden können. In der Praxis sind vor allem Kinder gefährdet. Größere Blausäurekonzentrationen, die in der Vergangenheit bereits häufiger zu Gesundheitsschädigungen geführt haben, enthalten noch unreife Bambussprossen. Sie gelten in einigen asiatischen Ländern als besondere Delikatesse, müssen dann aber besonders zubereitet werden.

Aufnahme

Die Aufnahme von Cyanwasserstoff erfolgt über den Verdauungstrakt und die Atemwege, aber auch über die Haut relativ rasch.

Wirkung

Die primäre Giftwirkung, eine schnellen Blockade von Atmungsfermenten, setzt schnell ein. Der Sauerstoff im Blut kann nicht mehr genutzt werden. Es kommt zu der sogenannten »inneren Erstickung«. Gleichzeitig werden das Zentralnervensystem und zahlreiche Enzymsysteme geschädigt. Bei längerer Inhalation geringerer Mengen können chronische Lungenschäden auftreten.

Symptome

Nach der Aufnahme geringer toxischer Mengen können Schwindelgefühl, Hautrötungen, Hypertonie, Sehstörungen, Erbrechen, Herzbeschwerden und Atemnot auftreten. Je nach Höhe der aufgenommenen Menge können sich Blutdruckabfall, Krämpfe, Koma und letztendlich der Herzstillstand einstellen. Wurden massive Blausäuremengen aufgenommen, treten nach wenigen Sekunden oder Minuten starke Krämpfe auf, gefolgt vom sofortigen Tod.

Sofortmaßnahmen

Bei jedem Verdacht auf eine Blausäurevergiftung kann der rasche Notarzteinsatz lebensrettend sein. Nach oraler Aufnahme auch geringer Mengen sofort Erbrechen auslösen.

Therapie

Die Behandlung einer Cyanidvergiftung muss stets von einem Arzt vorgenommen werden. Hierbei werden verschiedene Gegengifte (Antidote) eingesetzt. Meist wird als erste Maßnahme 4-DMAP (4-Dimethylaminophenol) verabreicht, danach Natriumthiosulfat. Die weiteren Therapiemaßnahmen richten sich nach dem Grad der Vergiftung und dem jeweiligen Zustand des Patienten.

Patienten, die eine stärkere Vergiftung überstanden haben, berichten über eine oft mehrmonatige Erholungsphase und unterschiedliche Spätschäden.

Fisch- und Muschelgifte

Wenn man allgemein auch von einer Fisch- oder Muschelvergiftung spricht, so kann diese doch zwei völlig unterschiedliche Ursachen haben. In der Praxis sind häufig Bakterien oder Ablagerungen dafür verantwortlich, die durch zu lange Lagerung oder unhygienische Verarbeitung entstehen. Siehe hierzu auch Verunreinigungen. Es gibt aber auch zahlreiche Meeresbewohner, die selbst für den Menschen gefährliche Gifte enthalten. Beim ersten Gedanken an Fischgift fällt den meisten Menschen sofort der Kugelfisch ein, auch als Fugo bekannt. Er enthält in einigen Teilen eine stark toxische Substanz, die als Tetrodotoxin bekannt ist. Dieses Gift findet sich auch im Igelfisch und anderen Vertretern dieser Art sowie in einigen Kraken. Jährlich sterben mehr als 100 Menschen nach dem Verzehr des in Asien als besondere Delikatesse geltenden Kugelfisches. Obwohl nur besonders ausgebildete Köche ihn zubereiten dürfen, kommt es immer wieder zu solchen tödlichen Unfällen.

Tetrodotoxin

Tetrodotoxin, kurz TTX, ist ein stark wirkendes Nervengift. Es wurde erstmals im Jahr 1950 in Teilen des Kugelfisches entdeckt. Die Wissenschaft geht davon aus, dass die Tiere das Gift nicht selbst produzieren. Erst durch die Aufnahme bestimmter Bakterien in ihrer natürlichen Nahrung kommt es zur Giftbildung.
Wegen seiner schmerzlindernden Wirkung wird Tetrodotoxin derzeit in der Medizin in kleinsten Dosierungen als Mittel zur Krebsbekämpfung getestet.

Vorkommen

Neben Kugel- und Igelfisch enthalten auch einige Krakenarten, eine amerikanische Wassermolchart sowie mehrere Frosch- und Krebsarten Tetrodotoxin. Die größten Giftmengen befinden sich in den Eingeweiden und der Haut der Kugelfische.

Aufnahme

Tetrodotoxin wird im Normalfall über den Magen-Darm-Trakt aufgenommen. Mach dem Verzehr giftiger Teile dauert es meist 30 bis 50 Minuten, ehe die Giftwirkung einsetzt.

Wirkung

Das Gift wirkt direkt auf bestimmte Neuronen und unterbindet so jegliche Regungen in Nerven und Muskeln. Als direkte Folge treten motorische und nervliche Lähmungen in allen Korperbereichen auf. Die tödliche Dosis wird in der Literatur mit etwa 10 Mikrogramm je Kilo Körpergewicht angegeben.

Symptome

Die Symptome zeigen sich anfänglich in unterschiedlichen leichten Lähmungserscheinungen der Skelettmuskulatur. Es kommt zu Atembeschwerden und Mobilitätsverlust. Orientierung, Wahrnehmung und Koordination des Bewegungsapparates lassen merklich nach. Ist die aufgenommene Giftmenge tödlich, tritt der Tod durch Atemstillstand ein. In der Praxis hat sich gezeigt, dass ein Patient, der die ersten 24 Stunden nach der Vergiftung überlebt, recht gute Heilungschancen hat.

Sofortmaßnahmen

Beim Verdacht auf eine Vergiftung durch Tetrodotoxin ist sofort ein Notarzt zu rufen. Da das Gift bei oraler Aufnahme erst nach rund einer halben Stunde erste Symptome auslöst, ist eine Rettungschance für den Patienten bei raschem ärztlichen Eingriff recht groß. Hilfreich kann auch die Verabreichung von Aktivkohle sein.

Saxitoxin

Ein anderes Nervengift in einigen Fischarten, vor allem aber in Muscheln, kann ebenfalls zu gefährlichen Vergiftungen führen. Es ist als Saxitoxin bekannt.

Es zählt zur Gruppe der paralytisch (lähmend) wirkenden Muschelgifte. Die Substanz wird in Algen gebildet, die einigen Fischen und verschiedenen Muschelarten als Nahrung dienen. So lagert sich das Gift dann in den Tieren ein und wird beim Verzehr vom Menschen aufgenommen. Vor allem in der warmen Jahreszeit, wenn sich auf dem Meer und Binnengewässern ganze Algenteppiche bilden, sollten keine Muscheln verzehrt werden, da Saxitoxin hochgiftig ist. Bei Wassertemperaturen von mehr als 15 °C können sich für den Menschen lebensbedrohliche Konzentrationen des Giftstoffs in den Muscheln bilden. Diese Form der Muschelvergiftung wird international als PSP (Paralytic shellfish poisoning) bezeichnet.

Vorkommen

In Austern, Miesmuscheln, Pfahlmuscheln, aber auch im Blut von Karpfen, Hecht oder Schellfisch sammelt sich Saxitoxin. Da im Normalfall das Fischblut nicht mitverzehrt wird, sind es in der Praxis meist die Muscheln, die zu Vergiftungserscheinungen führen.

Aufnahme

Saxitoxin kann sowohl oral mit der Nahrung als auch inhalativ durch Einatmen in den Körper gelangen. Die Aufnahme erfolgt über die Atemwege wesentlich schneller als über den Magen-Darm-Trakt.

Wirkung

Ähnlich wie das zuvor beschriebene Tetrodotoxin wirkt auch Saxitoxin lähmend auf die Nerven. Für einen Erwachsenen kann bereits eine Dosis von 0,2 Milligramm pro Kilogramm Körpergewicht tödlich sein.

Symptome

Wird Saxitoxin eingeatmet, kann es innerhalb weniger Minuten zur Atemlähmung mit tödlichen Folgen kommen.

Wesentlich häufiger kommt es aber zu leichten bis mittelschweren Vergiftungen durch den Verzehr von Muscheln. Hierbei richtet sich die Symptomentwicklung nach der Höhe der aufgenommenen Saxitoxinmenge. Bei nicht tödlichen Vergiftungen stellen sich nach einigen Stunden Bauchschmerzen ein. Hinzu kommen Übelkeit, Erbrechen und Durchfall. Das Sehvermögen kann beeinträchtigt werden. Leichte Atemlähmungen treten auf. Wurden große Mengen des Giftes verzehrt, kann es zum Tod durch Atemlähmung kommen.

Sofortmaßnahmen

Sobald der Verdacht einer Muschelvergiftung aufkommt, sollte der Patient zum Erbrechen gebracht werden. Es empfiehlt sich in jedem Fall, rasch einen Arzt aufzusuchen. Bei stärkeren Anfangssymptomen ist unbedingt ein Notarzt zu rufen.

Da es neben Saxitoxin auch noch andere Gifte gibt, die sich in Muscheln aufbauen können, sollte der Patient am besten in ein Krankenhaus gebracht werden. Andere bekannte Toxine, die eine Muschelvergiftung (*Mytilismus*) auslösen können sind auch:

Ciguatoxin aus Einzellern, die Dinoflagellate genannt werden. Es führt zu Übelkeit, Erbrechen und Durchfall. Dazu kommen Kribbeln und Taubheit im Mund, an Fingern und Zehen. In der Medizin wird diese Form der Muschelvergiftung als NSP (Neurotoxic shellfish poisoning) bezeichnet.

Domoinsäure aus einzelligen Rot- und Kieselalgen. Sie kann zu Atembeschwerden führen, die ebenfalls lebensgefährlich sein können. Medizinische Bezeichnung: ASP (Amnesic shellfish poisoning).

Okadasäure aus Dinoflagellaten. Sie kann Übelkeit, Erbrechen und Durchfall erzeugen. Dazu gesellt sich oft Schüttelfrost. Medizinische Bezeichnung: DSP (Diarrhetic shellfish poisoning).

Melamin

Melamin ist eine chemische Verbindung, die ursprünglich rein für den industriellen Einsatz vorgesehen war. Der größte Teil des hergestellten Melamins wird heute als Kunstharz verarbeitet und findet in der Holzverarbeitung und in speziellen Klebstoffen Verwendung. Im Jahr 2006 wurde erstmals bekannt, dass Melamin auch in Tierfutter und Milchprodukten entdeckt wurde. Chinesische Hersteller hatten Tierfutter für die USA mit Melamin versetzt, um so einen höheren Proteingehalt vorzutäuschen. Entdeckt wurde dieser Skandal nach dem Tod mehrerer Haustiere durch Nierenversagen. Wenige Monate später erkrankten Babys in China zu Tausenden. Rasch fand man den Grund dafür. Dem Milchpulver war Melamin zugesetzt worden, um so den Einsatz von Streckungsmitteln zu verbergen und den Stickstoffgehalt zu erhöhen. Dieser ist für die Proteingehaltermittlung wichtig. Weitere Untersuchungen brachten zutage, dass auch Milch und andere Milchprodukte mit Melamin verseucht waren. Trotz aller EU-Verbote tauchten auch im Jahr 2008 immer wieder Produkte in unseren Läden auf, die

Melamin enthielten. Gegen Ende 2008 wurde in Baden-Württemberg Hirschhornsalz mit Melaminspuren entdeckt. Es bleibt abzuwarten, in welchen Lebensmitteln als nächstes Melamin nachgewiesen wird.

Vorkommen

Melamin ist ein rein chemisches Produkt, das in der Natur nicht zu finden ist.

Aufnahme

Die Aufnahme toxischer Dosen erfolgt stets oral als Bestandteil verseuchter Nahrungsmittel.

Wirkung

Melamin schädigt die Nieren und stört ihre Funktionen. Es ist vor allem für kleine Kinder gefährlich, bei denen bereits wenige Gramm tödlich wirken können. Geringere Aufnahmemengen schädigen die Nieren auf Dauer und führen so zu irreparablen Langzeitschäden.

Symptome

Bei Kleinkindern stellen sich bereits nach der Aufnahme niedriger Dosen erste Nierenschmerzen ein, die bei weiterer Aufnahme anhalten und intensiver werden. Der Urin verfärbt sich dunkel und riecht scharf. Es kommt zu Niereninsuffizienz bis hin zum völligen Nierenversagen.

Sofortmaßnahmen

Beim Veracht auf eine Melaminvergiftung sollte der Patient sofort in ein Krankenhaus verbracht werden. In schweren Fällen kann eine rasche Dialyse lebensrettend sein.

Therapie

Es gibt noch keine generelle Melamin-Therapie, obwohl sich die Zahl der in China infizierten Babys auf eine halbe Million erhöht hat. Alle bisher eingesetzten Maßnahmen befassen sich mit der Entgiftung der Niere und der Aufrechterhaltung der Funktionen.

Pestizid-Rückstände

Der Begriff Pestizide wird heute allgemein für sämtliche Schädlingsbekämpfungs- und Pflanzenschutzmittel verwendet, außer im deutschsprachigen Amtsgebrauch der EU. Dort ist das Wort in keinem Gesetzestext enthalten. Stattdessen gelten für beide Bereiche unterschiedliche Zulassungsverfahren und Verordnungen. Die Schädlingsbekämpfungsmittel werden als Biozide bezeichnet. Da es unterschiedliche Verordnungen gibt, kommt es vor, dass Wirkstoffe in beiden Fällen zugelassen sind. In der Alltagspraxis der europäischen Landwirte ist es dann keine Seltenheit, dass beide Mittel auf dem gleichen Feld eingesetzt werden und sich für den Menschen schädliche Stoffe so in Gemüse und Obst potenzieren, obwohl sich die Hersteller und Bauern an die rechtlichen Vorgaben halten. Leider ist es aber auch Usus, dass Pestizide aus Nicht-EU-Ländern importiert werden, die weitaus höhere Schadstoffmengen beinhalten. In beiden Fällen ist das Ergebnis gleich. Die solcherart behandelten Nahrungsmittel enthalten schädigende Pestizid-Konzentrationen. In den vergangenen Jahren haben die Warnhinweise zu belasteten Lebensmitteln drastisch zugenommen. Meist sind es Obst und Gemüse, Milch und Milchprodukte, Fleischwaren, Geflügel und Meeresfrüchte, die durch solche Belastungen in die Schlagzeilen geraten.

Vorkommen

Vor allem in Obst und Gemüse tauchen immer häufiger Pestizid-Rückstände auf. Die meisten Warnhinweise bezogen sich auf Weintrauben, Beeren und Zitrusfrüchte.

Aufnahme

Die Aufnahme von Pestiziden geschieht hierbei stets oral. Resorbiert werden sie über den Magen-Darm-Trakt.

Wirkung

Es gibt noch keine gesicherten wissenschaftlichen Untersuchungen über die Langzeitwirkung bestimmter Pestizide in unterschiedlichen Mengen und Kombinationen. Da sich aber viele Schadstoffe im Körper ablagern können, ist bei regelmäßiger Aufnahme solcher Stoffe über Jahre hinweg mit den unterschiedlichsten körperlichen Reaktionen zu rechnen.

Symptome

Seriöse Studien in den USA und in Asien gehen inzwischen davon aus, dass die starke Zunahme an Hauterkrankungen und allergischen Reaktionen in den Industrieländern in direktem Zusammenhang mit der Zunahme von Pestiziden in der Landwirtschaft stehen.

Sofortmaßnahmen

Die wichtigsten Schutzmaßnahmen gegen Pestizid-Rückstände in der Ernährung beginnen bereits beim Einkauf. Gute Auswahl und die Verwendung heimischer Produkte statt solcher aus Nicht-EU-Ländern können bereits hilfreich sein. Obst und Gemüse sollten heute besonders gründlich gewaschen werden. Galt früher der Grundsatz, dass ungeschältes Obst besonders gesund sei, muss man heute dazu raten, auf die Schale von Früchten nach Möglichkeit zu verzichten. Oft setzen sich Pestizide in oder dicht unter der Schale ab.

Therapie

Es gibt keine spezielle Pestizid-Therapie, da es im Falle einer Erkrankung auf den jeweiligen Schadstoff oder die Kombinationen ankommt, die man in zu hohen Dosen aufgenommen hat.

Salmonellen

Salmonellen sind stäbchenförmige Bakterien, die in der Gattung *Salmonella* zusammengefasst werden. Sie gehören zu den Krankheitserregern, die man unter dem Sammelbegriff Zoonosen zusammengefasst hat, weil sie sowohl Mensch als auch Tier befallen können. Man unterscheidet zwei Arten: Die sogenannten Enteritis-

Salmonellen werden als weniger gefährlich eingestuft. Die Typhus/Paratyphus-Salmonellen können wesentlich aggressiver sein und befallen hauptsächlich den Menschen. Die von den Salmonellen ausgelösten Erkrankungen werden als Salmonellose bezeichnet und sind in Deutschland nach dem Infektionsschutzgesetz meldepflichtig.

Vorkommen

Salmonellen kommen in Warm- und Kaltblütlern vor, im Menschen selbst und in seinem Umfeld. Seriöse Schätzungen gehen davon aus, dass etwa 20 Prozent aller Menschen Salmonellenträger sind. Heutzutage treten Salmonellenvergiftungen meist in Folge verseuchter und verdorbener Lebensmittel auf. Dies ist vor allem bei Restaurationsbetrieben der Fall, die es mit der Lebensmittelhygiene nicht so genau nehmen. Häufige Quellen sind falsch aufgetautes Geflügel und rohe Eier von infiziertem Geflügel. Einfrieren tötet die Bakterien nicht ab. Sie reagieren aber empfindlich auf Hitze. Werden Nahrungsmittel länger als 10 Minuten bei mindestens 75 °C erhitzt, sollten Salmonellen abgetötet sein. Eine weitere Quelle für Salmonellen ist unsauberes Trinkwasser. Vor allem bei Urlaub in Asien, Afrika und Südamerika sollte stets darauf geachtet werden, nur abgekochtes Trinkwasser zu verwenden.

Aufnahme

Meist werden Salmonellen heute oral mit der Nahrung oder dem Trinkwasser aufgenommen. Sie können aber auch über die Haut durch Ausscheidungen erkrankter Tiere, abgestandenes Wasser oder über Kontakte mit Pflegepersonal in den Körper gelangen.

Wirkung

Salmonellen wirken vor allem im Magen-Darm-Trakt, breiten sich ohne Behandlung aber relativ rasch über den gesamten Körper aus.

Symptome

Die ersten Symptome einer Salmonellenerkrankung sind Übelkeit, Erbrechen und Durchfall. Sie setzen meist 1 bis 3 Tage nach der Bakterienaufnahme ein. Bei schwereren Fällen gesellen sich anhaltende Fieberanfälle hinzu, die mit massivem Flüssigkeitsverlust verbunden sind. Der Patient verspürt kaum Hunger und das Gewicht nimmt rasch ab. Handelt es sich um eine Typhuserkrankung, treten die dafür typischen Symptome hinzu wie Milzschwellung, Bewusstseinsstörungen, Hautausschlag und die sogenannte Typhuszunge. Hierbei weist die Zunge an den Rändern eine rote Farbe auf, während sie in der Mitte grau belegt ist.

Sofortmaßnahmen

In einfachen Fällen sind bei Patienten mit einem normal funktionierenden Immunsystem keine besonderen Sofortmaßnahmen erforderlich. Die Krankheit klingt nach einigen Tagen meist von selbst wieder ab. In schweren Fällen ist die Verbringung in stationäre Behandlung ein wichtiger Schritt, der das Leben retten kann. Dies gilt vor allem für Kinder, chronisch Kranke und Senioren, deren Immunsystem nicht ausreichend funktioniert. Typhus kann nur stationär therapiert werden.

Therapie

Die weiterführende Therapie richtet sich nach dem Grad des Bakterienbefalls und dem Bakterienstamm. In mittleren und schweren Fällen ist eine Therapie mit Antibiotika angesagt.

Verunreinigungen

Im heutigen Alltagsleben spielen Verunreinigungen von Nahrungsmitteln eine immer größere Rolle bei Gesundheitsproblemen im Zusammenhang mit der Ernährung. Unter Verunreinigungen (Kontaminaten) versteht man in diesem Zusammenhang zahlreiche Schadstoffe und Toxine, die sowohl unbeabsichtigt als auch gewollt in die Lebensmittel gelangen. Ein Beispiel hierfür wurde bereits unter dem Stichwort »Melamin« angesprochen. Weitere Verunreinigungen erfahren die Nahrungsmittel durch die immer weiter um sich greifende Umweltbelastung. Siehe hierzu auch »Umwelt und andere Alltagsrisiken«, Seite 174 ff. Am häufigsten treten aber Probleme mit verunreinigten Lebensmitteln auf, die sich aus unsachgemäßer Verarbeitung und Lagerung ergeben. Bakterien und Pilze lagern ihre Stoffwechselprodukte auf und in Nahrungsmitteln ab und richten dort oft Unheil an. Seit alters zählen Pilze, vor allem Schimmelpilze, zu den bekanntesten Nahrungsmittelvergiftern.

Schimmelpilze

Die meisten der als Schimmelpilze bezeichneten Arten sind für den Menschen ungefährlich und werden oft gar nicht beachtet. Andere dieser Pilzarten sind sogar nützlich und werden bei der Herstellung bestimmter Nahrungsmittel benötigt. Doch einige Schimmelpilze können durch ihre Sporen, Stoffwechselprodukte und Zellbestandteile schädlich, ja sogar tödlich für Mensch und Tier sein. So spricht man allgemein bei Schimmelpilzen auch von Nutz- und Schadpilzen, wobei jeder Nutzpilz unter bestimmten Umständen auch schädigen kann.

Beispiele für Nutzpilze:

Penicillin ist das weltweit bekannteste Stoffwechselprodukt eines Schimmelpilzes, des *Penicillium chrysogenum,* in älteren Publikationen noch als *Penicillium notatum* bezeichnet. Es ist eines der ältesten medizinisch eingesetzten Antibiotika.

Edelschimmel ist bei der Herstellung bestimmter Käse- und Wurstsorten erforderlich. Bekannte Vertreter dieser Gattung sind *Penicillium camemberti* und *Penicillium roqueforti*, die ihre Namen von den beiden Weichkäsearten Camembert und Roquefort haben, für deren Herstellung sie mitverantwortlich sind. Über den Roquefort-Pilz weiß man, dass er bei unsachgemäßer Lagerung andere Lebensmittel verderben kann.

Der Schimmelpilz *Botrytis cinerea* ist für viele Weinbauern Fluch und Segen zugleich. Je nach Jahreszeit kann sein Befall den Trau-

ben zu einer Edelfäule verhelfen oder sie unbrauchbar für die Weinherstellung machen.
Aspergillus niger, wegen seiner Farbe als Schwarzpilz bekannt, kommt weltweit im Erdboden vor. Der Pilz kann jedes organische Material zersetzen und entwickelt die Mykotoxine Oxalsäure und Kojisäure. Er wird für eine Vielzahl von Gesundheitsschädigungen beim Menschen verantwortlich gemacht. Dennoch benutzt ihn die Nahrungsmittelindustrie zur Herstellung von Zitronensäure.
Quorn sei hier nicht unerwähnt. Das ist der Handelsname für ein industriell gefertigtes vegetarisches Nahrungsmittel als Fleischersatz, das aus dem Schimmelpilz *Fusarium venenatum* durch ein patentiertes Verfahren hergestellt wird.

Die gesundheitlichen Probleme durch Schadpilze können vielfältig sein. Sie reichen von leichten Bauchschmerzen über allergische Reaktionen bis hin zur tödlich verlaufenden Vergiftung. Neben der Art des Pilzes ist vor allem die Konzentration der aufgenommenen Mengen entscheidend für die Stärke der Vergiftung und die sich daraus ergebende Gesundheitsschädigung. Hohe Konzentrationen toxischer Schimmelprodukte gelangen vorwiegend über verseuchte Nahrungsmittel in den Körper. Besonders pflanzliche Lebensmittel wie Getreide, Gewürze, Nüsse, Kerne oder Obst werden schnell von Schimmelpilzen befallen. Meist geschieht dies durch Feuchtigkeit bei Ernte, Verarbeitung, Lagerung und Transport. Empfindlich reagieren aber auch Milchprodukte, Fleisch- und Wurstwaren, Marmeladen und Kompotte. Diese Nahrungsmittel sollten möglichst kühl und trocken gelagert werden. Geöffnete Verpackungen sollten in zwei bis drei Tagen verbraucht werden.
Sobald Schimmel an einem Nahrungsmittel sichtbar wird, sollte dieses nicht mehr verzehrt werden. Der sichtbare Teil zeigt nur einen kleinen Bereich der tatsächlichen Verseuchung. In vielen älteren Büchern wird noch geraten, Schimmel an Brot oder Hart-

käse großräumig abzuschneiden – der Rest des Lebensmittels könne dann weiterverzehrt werden. Das ist inzwischen in mehreren wissenschaftlichen Untersuchungen widerlegt. Verschimmelte Lebensmittel sind stets komplett zu entsorgen. Behälter, in denen sie aufbewahrt wurden, müssen gründlich gereinigt werden, ehe sie wieder verwendet werden können.

Verpackungen mit Problemen

Nicht nur die bereits angesprochenen Schadstoffe können sich negativ auf die Qualität von Nahrungsmitteln auswirken. Auch zahlreiche Verpackungen und Nutzbehälter geben Schadstoffe an Lebensmittel ab, deren Gefährlichkeit erst seit einigen Jahren intensiver untersucht wird. So sind zum Beispiel die allseits beliebten Frischhaltefolien nicht immer unbedenklich. Einige dieser Kunststoffprodukte enthalten Weichmacher, die Schadstoffe absondern können. Als Weichmacher werden Stoffe bezeichnet, die spröden Plastik-Grundstoffen beigesetzt werden, um sie für die Verarbeitung elastischer zu machen.

Vor einiger Zeit geriet eine Gruppe dieser Weichmacher in die Schlagzeilen: Phthalsäureester, kurz Phthalate genannt. Sie werden häufig als Weichmacher bei PVC, synthetischem Gummi und Nitrocellulose verwendet. Einige Vertreter dieser Gruppe findet man auch in pharmazeutischen und kosmetischen Produkten sowie in Körperpflegemitteln. In einigen Studien wurde nun entdeckt, dass sie mit menschlichen Hormonen reagieren und gravierende Gesundheitsschädigungen hervorrufen können. Seitdem stehen sie im Verdacht, für Fehlbildungen bei Ungeborenen, Unfruchtbarkeit oder Diabetes mellitus zumindest mitverantwortlich zu sein. Genauere Untersuchungen zu diesem Themenkreis laufen derzeit. Sicher ist man sich aber, dass Phthalate aus Verpackungsmaterial besonders leicht in fetthaltige Nahrungsmittel eindringen können. Eine andere bei der Herstellung von Kunststoffen häufig benutzte

Substanz ist Bisphenol A, kurz BPA genannt. Zu Beginn des Jahres 2009 geriet diese Substanz wieder einmal in die öffentliche Diskussion. In mehreren Tests wurde Bisphenol A in Babyflaschen aus Plastik nachgewiesen. Hierbei lagen die gemessenen Werte über den Richtwerten der EU aus dem Jahr 2008, die seit Jahren ein Streitpunkt zwischen Wissenschaft und Politik sind.

In mehreren US-Laborstudien wurde bei Testtieren erkannt, dass Bisphenol A die Gehirnentwicklung schädigen kann. Weiterhin wird vermutet, dass auch das Erbgut geschädigt wird. Das National Toxicology Program (NTP), eine Abteilung des US-amerikanischen Gesundheitsministeriums Department of Health and Human Services, vermutet »Effekte auf das Gehirn, auf das Verhalten und die Prostata in Föten, Säuglingen und Kindern«. Dennoch erhöhte die EFSA (Europäische Behörde für Lebensmittelsicherheit) die bis 2006 geltenden Werte für tolerierbare Höchstwerte deutlich. Basis für diese neue Risikobewertung im Juni 2008 war eine neue Studie. Diese wurde ausgerechnet von den beiden Pharmafirmen BASF und Bayer mitfinanziert, die als bedeutende Produzenten von Bisphenol A bekannt sind. Auch das Verlangen des deutschen Bundesumweltamtes, die Substanz zumindest aus der Produktion von Babyflaschen zu verbannen, fand bisher in der EU kein Gehör. Anders reagieren inzwischen Behörden und Hersteller in Nordamerika auf den Druck der Umweltschützer. In Kanada wurde BPA im April 2008 als gesundheitsgefährdend eingestuft. In den USA haben sich die größten Produzenten im März 2009 auf Druck der Öffentlichkeit offiziell darauf geeinigt, BPA in Zukunft nicht mehr bei der Produktion von Babyflaschen zu verwenden. In der EU ist Bisphenol A noch nicht einmal als zulassungspflichtig eingestuft und erscheint deshalb auch nicht in der aktuellen Liste. Den Müttern in Europa kann man daher nur den Rat geben, Babyflaschen aus Glas zu verwenden, wollen sie nicht das Risiko einer möglichen Gesundheitsgefährdung für ihre Säuglinge eingehen.

Genussgifte und Alltagsdrogen

Alkohol

Wenn von Alkohol als Genussgift die Rede ist, so handelt es sich zumeist um Ethanol, den trinkbaren Konsumalkohol. Er entsteht bei der Vergärung von Frucht- oder Traubenzucker durch Hefeenzyme. Auch die Kohlenhydrate in Kartoffeln und Getreide eignen sich für eine Vergärung.

Aufnahme

Werden alkoholische Getränke getrunken, so beginnt die Aufnahme des Alkohols bereits über die Mundschleimhaut und setzt sich dann über den kompletten Magen-Darm-Trakt fort. Der über die Mundschleimhaut aufgenommene Anteil geht direkt ins Blut und wird so relativ rasch über den gesamten Organismus verteilt. Über Magen und Darm aufgenommener Alkohol gelangt zuerst in die Leber und wird dort teilweise abgebaut. Einige Faktoren können die Alkoholaufnahme steigern. Hierzu zählen vor allem Blutdruck und andere steigernde Faktoren wie etwa Wärme, Kohlensäure oder Zucker. Andere Substanzen wie Speisefette und Öle verlangsamen die Aufnahme. Dies bedeutet aber nicht, dass die Gesamtaufnahme reduziert wird. Durch Fette wird nur eine Verlängerung der Aufnahmezeit erreicht.

Wirkung

Bereits die Aufnahme kleiner Mengen, etwa ein Glas Bier oder Wein, wirkt sich auf das Nervensystem aus. Wie allgemein bekannt, wirkt Alkohol berauschend, betäubend, beeinflusst die Motorik, stört das Sehvermögen und das Sprechen. Er löst Hemmungen und senkt das Kritikvermögen. Im Körper führt er zur Erweiterung der Blutgefäße, was oft als angenehme Wärme empfunden wird. In Wirklichkeit wird aber die natürliche Regulierung des Wärmehaushalts ausgeschaltet. So kann der Organismus auch bedrohliche Kältegrade nicht mehr wahrnehmen. In den vergangenen Jahren wurden vermehrt die Auswirkungen von Alkohol auf Libido, Sexualität und Fruchtbarkeit untersucht. Beim Mann können durch hohen Alkoholgenuss zwei völlig konträre Reaktionen hervorgerufen werden. Während die enthemmende Wirkung die Libido steigert, verringert sich gleichzeitig die Erektionsfähigkeit in direkter Abhängigkeit mit der aufgenommenen Menge. Dies kann bis zur erektilen Dysfunktion führen. Bei einer Schwangerschaft kann sich Alkoholgenuss sowohl beim Vater als auch bei der Mutter schädlich auf das Ungeborene auswirken. Väterlicher Alkoholkonsum ist inzwischen als ein möglicher Faktor für Fehlgeburten identifiziert. Mütterlicher Alkoholkonsum während der Schwangerschaft kann zu Entwicklungs- und Gehirnschäden beim Kind führen. Diese zählen heute zu den am häufigsten vorkommenden pränatalen Gesundheitsproblemen. Gravierend sind die Auswirkungen auf das Gehirn. Bei starkem Alkoholgenuss sterben regelmäßig Tausende Gehirnzellen ab, was irreparabel ist. So führt langjähriger Alkoholgenuss zum Abbau der intellektuellen Fähigkeiten bis hin zur völligen Verblödung.

Symptome

Anfänglich verengt sich zumeist das Sichtfeld, und die Reaktionszeit verlangsamt sich. Diese Symptome steigern sich je nach Höhe der Aufnahmemenge. Die Bewegungen werden unkontrolliert, der Gang schwankend und alle bekannten Symptome der Trunkenheit treten auf: gestörtes Gleichgewicht, undeutliche Aussprache, gerötete Augen, Koordinationsstörungen, Sehprobleme, unkontrolliertes Erbrechen, erweiterte Pupillen, Bewusstlosigkeit und Schockzustand. Bei einer akuten Alkoholvergiftung fällt der Patient meist ins Koma, der Kreislauf versagt, es kommt zu Atemaussetzern bis hin zum -stillstand. Der Tod tritt ein. Dies kann auch bei der ersten Alkoholaufnahme geschehen, wenn die Menge so groß ist, dass sie toxisch wirkt. Bei langjährigen Alkoholikern sind vor allem Leber- und Nierenschädigungen die häufigsten Symptome. Der Volksmund spricht auch von einer »verdickten Säuferleber«, was dem tatsächlichen Leberbild recht nahekommt.

Sofortmaßnahmen

Nach Aufnahme großer Alkoholmengen, wenn der Verdacht auf eine mögliche Alkoholvergiftung gegeben ist, gelten die Erstmaßnahmen der Aufrechterhaltung der Vitalfunktionen, bis der Notarzt eintrifft. Der Patient muss in eine stabile Seitenlage gebracht werden. Die Atemwege sind freizuhalten und von Erbrochenem sofort zu befreien.

Therapie

Die weiteren Maßnahmen wie Schockbehandlung und Entgiftung sollten stationär durchgeführt werden. Gegen den Alkoholismus selbst, also die Sucht nach Alkohol, gibt es noch keine generelle Therapie. Die Praxis hat gezeigt, dass alle Entzugsmaßnahmen nur dann sinnvoll enden können, wenn der Patient selbst bereit ist, sein Alkoholproblem zu erkennen und zu lösen.

Amphetamine und ihre Derivate

Amphetamine sind stimulierende Drogen mit anregender Wirkung auf das Zentralnervensystem. Im ersten Drittel des 20. Jahrhunderts wurde Amphetamin als Medikament mit einer breiten Anwendungspalette eingesetzt. Als Asthmamittel, gegen Erkältung, Heuschnupfen und die Schlafkrankheit (Narkolepsie) oder als Mittel bei Depressionserkrankungen fanden Amphetamin-Präparate weitverbreitet Anwendung. Im Zweiten Weltkrieg wurden sowohl bei den damaligen Achsenmächten als auch bei den Alliierten vor allem Spezialeinheiten mit Amphetaminen versorgt, um so die Aggressivität zu steigern und aufkommende Müdigkeit zu unterbinden. Ab der zweiten Hälfte des 20. Jahrhunderts nahm der Missbrauch von Amphetaminen und immer neuen Derivaten permanent zu. Bis 1981 war das Präparat Benzedrine® in der BRD leicht über den Arzt zu bekommen, dann änderte sich die Gesetzeslage. Der medizinische Gebrauch ließ in Europa wegen der starken Nebenwirkungen nach. In den USA wurde Amphetamin aber weiter therapeutisch verwendet. So kam 1994 dort auch das Präparat Adderall® auf den Markt, das noch heute als Mittel gegen die Hyperaktivitätsstörung (ADS) bei Kindern verwendet wird. Als illegale Aufputschdrogen sind Amphetamine und ihre Derivate weltweit stark verbreitet. Vor allem in der Disco- und Partyszene sind Speed, Ecstasy oder Crystal inzwischen feste Begriffe im illegalen Handel. Vor allem Ecstasy-Pillen gehören heutzutage fast zum festen Inventar jeder größeren Tanzparty. Seit der EU-Erweiterung kommen sie nahezu unkontrolliert zu Milliarden aus zahlreichen osteuropäischen Kleinlaboren. Inzwischen gibt es auch in unserem Land zahlreiche Untergrundlabore, da die Herstellung relativ einfach ist und die benötigten Ausgangsstoffe leicht erhältlich sind.

Aufnahme

Die meisten Partydrogen werden oral eingenommen. Die Aufnahme über den Magen-Darm-Trakt geschieht relativ rasch. Im Blutspiegel sind die auf die eingenommene Dosis bezogenen Maximalwerte nach spätestens ein bis zwei Stunden erreicht. Der Abbau geschieht vorwiegend über den Leberstoffwechsel und die Nieren. Über die Nieren sind Amphetamine noch nach drei bis vier Tagen nachzuweisen. Dies ist für die Anti-Doping-Agenturen eine Möglichkeit, den Einsatz von Amphetamin als Dopingmittel nachweisen zu können.

Wirkung

Amphetamin gehört zu den sogenannten Sympathomimetika. Dies sind Substanzen, die auf den Sympathikus einwirken. Des weiteren erhöht es die Produktion von Adrenalin, Noradrenalin und Dopamin und hemmt deren Wiederaufnahme. Dadurch werden alle für das direkte Überleben weniger wichtigen Funktionen gesenkt. Hierzu zählen vor allem Durst, Hunger, Müdigkeit und Schmerzempfinden. Die möglichst effiziente Reaktion des Menschen wird durch Anhebung anderer Funktionen wesentlich verstärkt. Die Aggressionsschwelle sinkt. Kraft, Schnelligkeit und Ausdauer nehmen zu. Beim Mann wird auch die Libido gesteigert. Blutdruck und Herzfrequenz gehen nach oben, und die Atemwege erweitern sich. Das Selbstbewusstsein steigert sich bis hin zur Euphorie.

Symptome

Als charakteristische Symptome für Überdosierungen mit Amphetaminen und ihren Derivaten gelten große Euphorie, gesteigerte Erregbarkeit und motorische Unruhe. Dazu gesellen sich Störungen des Denk- und Urteilsvermögens, Halluzinationen, Orientierungslosigkeit und Gedächtnisstörungen. Je nach Menge der aufgenommenen Mittel kommt es zu Muskelzuckungen, Bluthochdruckproblemen, Krämpfen und Herzrhythmusstörungen bis hin zum Herzstillstand. Die Unterdrückung lebenswichtiger Schutzfunktionen wie Durst oder Ruhe nach Anstrengungen können zu weiteren gefährlichen Symptomen führen. Dehydrationsschäden, also körperliche Beeinträchtigungen durch zu wenig Flüssigkeit, können anfänglich unbemerkt bleiben, ebenso wie die Überbelastung von Muskeln und Gelenken. Die Körpertemperatur kann schnell ansteigen. Akutes Nierenversagen und Leberschädigungen treten vor allem bei häufigen Einnahmen starker Dosen auf, ebenso eine Vielzahl unterschiedlicher Psychosen.

Sofortmaßnahmen

Auf großen Partys oder Tanzveranstaltungen und in Discos werden die ersten Symptome oft nicht erkannt oder falsch interpretiert. Lassen dann stärkere psychische oder physische Ausfallerscheinungen auf den Missbrauch von Amphetaminen schließen, gilt als Basistherapie das Verbringen in die stabile Seitenlage mit anschließender Kontrolle des Bewusstseins, der Pupillen und des Pulses, das Freihalten der Atemwege, eventuell auch Sauerstoffgabe, Infusion mit einer Vollelektrolytlösung und die Kontrolle des Blutdrucks.

Therapie

Die Therapie muss bei schweren Vergiftungen ambulant erfolgen und richtet sich nach den gravierenden Symptomen und ihren weiteren Entwicklungen.

Cocain

Cocain, auch Kokain geschrieben, ist eine weltweit verbreitete Droge mit sehr hohem Abhängigkeitspotential. Der chemische Name lautet Benzoylmethylecgonin und bezeichnet das Hauptalkaloid der Blätter zweier Arten des Cocastrauches (*Erythroxylon coca* und *Erythroxylon novogranatense*). Im späten 19. Jahrhundert wurde Cocain medizinisch verwendet: Als Schmerzmittel und Therapeutikum gegen die Morphinsucht war es weit verbreitet. Es gilt als ältestes Lokalanästhetikum. Die Risiken und das Suchtpotenzial hat man erst im 20. Jahrhundert erkannt. Heute gilt Cocain in Deutschland noch als verschreibungsfähiges Betäubungsmittel. Der illegale Besitz sowie der Handel sind aber strafbar.

Cocain hat sich in den vergangenen Jahrzehnten zur Aufputschdroge vor allem besser situierter Menschen entwickelt. In stark gestreckter Form oder als »Cake« gibt es auch verschiedene Darreichungen, die preislich günstiger und als »Koks für Arme« auf der Straße bekannt sind.

Aufnahme

Cocain kann auf die unterschiedlichsten Arten konsumiert werden. Am bekanntesten ist das sogenannte »Schnupfen«, bei dem der Wirkstoff durch eine dünne Röhre in die Nase hochgezogen wird.

Außerdem wird Cocain auch oral eingenommen, geraucht oder als Lösung injiziert. Die unterschiedlichen Aufnahmeformen bestimmen sowohl Wirkeintritt als auch Wirkdauer. Am schnellsten setzt die Wirkung nach beziehungsweise bereits bei der Injektion ein. Dafür hält die Wirkung nur etwa zehn Minuten lang an. Über die Nase oder den Mund zugeführt, dauert es etwa eine halbe Minute, bis der Stoff zu wirken beginnt. Diese Phase hält dann aber fast 45 Minuten lang an.

Wirkung

Cocain fungiert als Wiederaufnahmehemmer für die Neurotransmitter Dopamin, Noradrenalin und Serotonin. Es verhindert nicht nur die Wiederaufnahme, sondern auch den Transport der Botenstoffe an die präsynaptischen Nervenzellen. Dadurch wird die Wirkung der Neurotransmitter erhöht. Dies führt dann zu einem Rauschzustand, dessen Intensität und Dauer von der Aufnahmeform und der aufgenommenen Dosis abhängig sind.

Symptome

Die Symptome der ersten Phase sind vor allem Euphorie, Hektik, Arbeitsdrang, Redewut und starke sexuelle Erregbarkeit. Typisch ist auch das Knirschen mit den Zähnen (Bruxismus). Je nach Höhe der aufgenommenen Dosis kommen Muskelzuckungen hinzu, vor allem im Gesicht, an Händen und Beinen. Das Farbsehen verändert sich, die Handschrift wird zittrig, und es stellen sich Halluzinationen ein. Kopfschmerzen treten auf, die Haut wird blass, kalter Schweiß bricht aus, und die Körpertemperatur erhöht sich. Bei hohen Dosen oder bei Aufnahme über längere Zeiträume hinweg steigt der Blutdruck an, Depressionen verstärken sich, es kommt zu Panikattacken und die Atemfrequenz steigt. Die Empfindlichkeit für äußere Reize steigert sich deutlich. Bei hochtoxischen Dosen versagen die für Atem und Kreislauf verantwortlichen Funktionen. Es kommt zu Kammerflimmern, dann Herzstillstand oder Atemstillstand.

Sofortmaßnahmen

Es muss sofort der Notarzt gerufen werden. Dieser wird zuerst alle intensivmedizinischen Maßnahmen zur Stabilisierung von Atmung und Herz-Kreislauf-System ergreifen.

Therapie

Die weitere Therapie des Patienten erfolgt im Rahmen der stationären Medizin. Wie bei allen anderen Suchterkrankungen auch, gibt es keine hundertprozentig wirksame Therapie gegen die Sucht. Seit Jahren werden immer wieder Therapieformen mit Ersatzstoffen erprobt. Doch die Rückfallquoten sind sehr hoch.

Halluzinogene

Halluzinogene ist der Sammelbegriff für alle psychoaktiven Substanzen, die zeitlich begrenzte Veränderungen der Wahrnehmung hervorrufen. Zu den sogenannten klassischen Halluzinogenen zählen neben Cannabis und Haschisch auch Meskalin, THC, PCP und LSD. In den vergangenen Jahren sind zahlreiche andere natürliche und chemische Substanzen produziert worden, die ebenfalls halluzinogen wirken. Für die Benutzer dieser Drogen stand dabei immer im Vordergrund, dass sie so lange legal waren, bis die zuständigen Behörden sie als illegal einstuften. So wurden auch bestimmte Pilze, Kräutermischungen oder das Gift einer Krötenart bekannt, mit denen sich Rauschzustände erreichen lassen.
Medizinische Bedeutung haben diese Substanzen in der alten Volksmedizin vieler Indianerstämme Mittel- und Südamerikas, aber auch in Afrika und Asien. Meist werden sie in Kombination mit rituellen Heilungen eingesetzt. In neuer Zeit wird der Einsatz von Cannabis bei verschiedenen Krankheitsbildern erprobt.

Aufnahme

Halluzinogene werden auf die unterschiedlichsten Arten in den

Körper eingebracht. Neben dem Verzehr ist das Inhalieren oder Rauchen die allgemein gebräuchlichste Form. Seltener werden sie injiziert. Die Resorption über den Magen-Darm-Trakt verläuft relativ langsam. Schneller tritt die Wirkung beim Rauchen oder Inhalieren ein.

Wirkung

Halluzinogene wirken durch unterschiedliche Stimulationen von Transmittersystemen des Gehirns. So werden vor allem Dopamin- und Serotonin-Stoffwechsel direkt beeinflusst. Die Wirkdauer ist je nach Art und Menge der aufgenommenen Substanzen völlig unterschiedlich. Sie kann bei einer Stunde liegen, aber auch mittels Wirkungsverstärker oder in Kombination mit anderen Stoffen länger als 24 Stunden anhalten.

Symptome

Die Palette der möglichen Symptome ist breit gefächert und beinhaltet alle Bereiche der Wahrnehmungsveränderung. Als Leitsymptome werden Euphorie, Illusionen, Glücksgefühle, unmotivierte Lachanfälle und Stimmungsschwankungen genannt. Als körperliche Probleme treten Schwindel, muskuläre Schwächen und Koordinationsprobleme, optische und akustische Störungen, gesteigerte Reizempfindlichkeit und Tremor (unwillkürliches Zittern) auf. Die Aufnahme von großen Mengen oder in Kombination mit anderen Drogen verstärken die Symptomatik deutlich. Die Gewaltbereitschaft nimmt zu, aber auch Depressionen und Panikattacken. Deliriumartige Zustände treten auf, Suizidgefährdung ist nicht selten. Es kann zu Zuckungen, Krämpfen und Lähmungen kommen, bis hin zur Atemlähmung und zum Herzstillstand.

Sofortmaßnahmen

Nach der Aufnahme geringer Dosen sind keine besonderen Maßnahmen erforderlich. Es ist allerdings ratsam, Kinder und Heranwachsende nach der Einnahme nicht alleine zu lassen, bis die Wirkung abgeklungen ist. So vermeidet man, dass sie sich durch unkontrollierte Bewegungen oder Stürze verletzen. Patienten, die größere Dosen aufgenommen haben, sollten stationär behandelt werden.

Therapie

Die Form der Therapie richtet sich nach Wirkungssubstanz, Aufnahmemenge und Zustand des Patienten.

Nikotin

Nikotin ist die Bezeichnung für das Hauptalkaloid der Tabakpflanze. In chemisch reiner Form ist es eine farblose Flüssigkeit, die wasser- und fettlöslich ist. An der Luft nimmt die Flüssigkeit rasch eine braune Farbe an. Nikotin ist eine Droge und ein starkes Nervengift. Es wurde früher als Pestizid gegen Insekten eingesetzt, wird aber seit den 1970er Jahren in dieser Form nicht mehr verwendet. Die heutige Hauptanwendung von Nikotin ist das Rauchen von Tabakwaren, vornehmlich Zigaretten, sowie der Genuss von Schnupftabak als legale Suchtmittel. In der Suchtbekämpfung werden kleine Dosen in Form von Pflastern oder Kaugummi verwendet, um so langsam den Griff nach der Zigarette abzubauen.

Aufnahme

Je nach Produkt wird Nikotin über den Mund sowie den Magen-Darm-Trakt aufgenommen und gelangt rasch in den Blutkreislauf.

Wirkung

Im Blut fördert Nikotin die Ausschüttung von Adrenalin, Dopamin und Serotonin. Blutdruck und Herzschlag werden erhöht, die psychomotorische Leistungsfähigkeit gesteigert. Die Produktion von Magensaft wird erhöht, das Hungergefühl verringert. Die karzinogenen Wirkungen von Nikotin beim Menschen wurden bis heute nicht exakt nachgewiesen. Alle Aussagen zu schädlichem

Tabakgenuss beziehen sich bisher auf Zigaretten und die darin enthaltenen zahlreichen anderen Giftstoffe in Kombination mit Nikotin. Meldungen über positive Wirkungen in Bezug auf die Alzheimer-Krankheit konnten bisher nicht belegt werden. Einzig der positive Einfluss auf den Haarwuchs in Form von äußeren Anwendungen ist wissenschaftlich belegt worden.

Symptome

Rasch auftretendes Schwindelgefühl, Brechreiz, Magendrücken, Kopfschmerzen, bei ungewohntem Gebrauch auch starker Hustenreiz. Werden toxisch relevante Mengen aufgenommen, kommt es zu Schweißausbrüchen, Magenschmerzen, anhaltendem Erbrechen – oft blutig –, Diarrhöe, Sehstörungen, Muskelschwäche, Tremor, Krampfanfällen und Lähmungen. Starke Blutdruckschwankungen treten auf, die bis zum Kollaps führen können. Der Tod kann durch Atemlähmung eintreten, wenn große toxische Mengen aufgenommen wurden. Die letale (tödliche) Dosis für Erwachsene liegt etwa bei 1 mg pro Kilogramm Körpergewicht.

Sofortmaßnahmen

Bei Verdacht auf eine Nikotinvergiftung sollte unbedingt sofort ärztliche Hilfe gerufen werden. Kein Erbrechen auslösen!

Therapie

Wenn die zur Erhaltung der Vitalfunktionen wichtigen Maßnahmen rasch einsetzen, sind auch bei schweren Vergiftungen die weiteren Prognosen recht günstig. Die Therapiemaßnahmen richten sich nach Art und Grad der Vergiftung.

Eine allgemeingültige Suchttherapie wurde noch nicht entdeckt. Vielen Rauchern gelingt es aber, die Sucht selbst loszuwerden, wenn sie es nur intensiv genug wollen. Hilfreich können in den ersten Tagen Nikotinpflaster oder -kaugummis sein, um die anfänglich starken Entzugserscheinungen zu mildern.

Opioide

Opioide ist der Sammelbegriff für synthetische oder natürliche Substanzen, die morphinartige Eigenschaften haben. Fast alle werden heute sowohl medizinisch eingesetzt als auch für illegale Drogen verwendet. Am häufigsten werden Opioide im Bereich der Schmerztherapie oder zur Anästhesie medizinisch benutzt. Weil der Körper sich rasch an die meisten Opioide gewöhnt, werden sie therapeutisch nur in Extremfällen über längere Zeiträume hinweg verordnet. Das Suchtpotenzial ist sehr hoch. Neben den endogenen Opioiden wie Endorphine oder Dynorphine sind vor allem die Opiate seit dem 19. Jahrhundert als Arzneimittel und Drogen gebräuchlich. Der Begriff Opiate bezeichnet naürliche Substanzen, die im Opium vorkommen. Hierzu zählen auch Morphin und Codein. Morphin ist das älteste bekannte Opiat, das in der Schmerztherapie als Referenzsubstanz gilt: Das heißt, die schmerzstillenden Wirkungen aller anderen Opioide werden daran gemessen. Codein ist als Unterdrücker von Hustenreiz bekannt und wird bei Atemdepressionen erfolgreich eingesetzt. Als Droge ist das halbsynthetische Derivat Heroin weltweit bekannt. Basis für die Heroinproduktion ist das aus dem Opium gewonnene Morphin. Opium wiederum wird aus den Samenkapseln des Schlafmohns (*Papaver somniferum*) hergestellt. Hauptanbaugebiete für Schlafmohn waren früher die südostasiatischen Staaten Laos, Myanmar und Thailand, auch als »Goldenes Dreieck« bezeichnet. Seit der Besetzung Afghanistans durch die US-geführte Allianz im Jahr 2001 hat sich die dortige Schlafmohn-Produktion drastisch erhöht und macht heute einen Anteil von 90 Prozent der weltweit vertriebenen auf Mohn basierenden Drogen aus.

Aufnahme

Die Aufnahme von Opioiden erfolgt zum Großteil über den Magen-Darm-Trakt, aber auch über Lunge, Gewebe und Haut. Dies ist abhängig vom verwendeten Produkt und der Zuführung. Eine akute Vergiftung ist vor allem dann möglich, wenn in Unkenntnis eine zu hohe Dosis eingenommen wird. Das ist oft bei langjährig Abhängigen die Folge des Gewöhnungseffekts, der das Verlangen nach immer höheren Konzentrationen auslöst. Auch Neulinge sind gefährdet, die oft gar nicht genau wissen, was sie da schlucken, rauchen oder sich spritzen.

Wirkung

Bei allen Opioiden steht eine toxische Wirkung im Vordergrund, die respiratorische Insuffizienz. Hierbei handelt es sich um eine Störung der äußeren Atmung, die eine Minderbelüftung der Lungenbläschen zur Folge hat, obwohl die Lungenfunktion intakt ist.

Symptome

Die ersten Symptome nach der Einnahme von Opioiden ähneln sich. Relativ rasch stellen sich Wärme- und Schwindelgefühle ein, die Gesichtshaut rötet sich, der Mund wird trocken, und es kommt ein stärker werdendes Durstgefühl auf. Von Dosis und Produkt abhängig kommt es zu Übelkeit und Erbrechen, es stellen sich traumartige Wachzustände ein, die Erregung nimmt zu und steigert sich bis hin zur Euphorie. Krämpfe können auftreten. Nach der Aufnahme hochtoxischer Dosen kommt es zu Blutunterdruck und Druckabfall der Gehirnflüssigkeit (Hypotonie). Die Körpertemperatur fällt stark ab (Hypothermie). Es kommt zu unkontrolliertem Zittern der Extremitäten. Der Spannungszustand der glatten Muskulatur erhöht sich. Es besteht das Risiko des Atemstillstands, der letztendlich zum Tod führen kann.

Sofortmaßnahmen

Bei Verdacht einer Überdosis sofort den Notarzt rufen. Die ersten Maßnahmen sollten der Erhaltung der Vitalfunktionen dienen. Die Atemwege müssen deshalb unbedingt freigehalten werden. Dies ist vor allem wichtig, wenn der Patient erbricht. Das Erbrochene sollte ständig sofort entfernt werden, bis die ärztliche Notversorgung beginnt.

Therapie

Die stationäre Therapie richtet sich nach Schwere der Vergiftung und Zustand des Patienten. Eine Therapie gegen die Drogensucht ist nach oft langwierigem Totalentzug und nur unter Mitarbeit der süchtigen Person möglich. Die Rückfallquote ist dennoch relativ hoch.

Bekannte Opioide und ihre Handelsnamen

Alfentanil – Rapifen®
Buprenorphin – Norspan®, Suboxone® , Subutex®, Suboxone®, Transtec®, Temgesic®, Temgesic® forte
Butorphanol – Stadol®
Dextromoramid – Errecalma®, Palfium®
Dihydrocodein (DHC) – Paracodin®, Remedacen®, Tiamon®
Diphenoxylat – Lomotil®
Fentanyl – Actiq®, Durogesic®
Hydrocodon – Dicodid®, Lortab®, Vicodin®
Hydromorphon – Dilaudid®, Hydal®, Jurnista ®, Palladon®
Levacetylmethadol – Orlaam®
Loperamid – Aperamid®, Boxolip®, Endiaron®, Imodium® akut, Lopedium®, Loperamid®, Sanifug®
Methadon – Polamidon®
Nalbuphin – Nubain®
Oxycodon – Oxycontin®, Oxygesic®
Pentazocin – Fortral®
Pethidin – Dolantin®
Piritramid – Dipidolor®
Remifentanil – Ultiva®

Sufentanil – Sufenta®
Tilidin – Andolor®, Findol®, Gruntin®, Nalidin®, Tilidalor®, Tiligetic®, Tilimerck®, Valoron® N
Tramadol – Amadol®, Jutadol®, Tial®, Trama®, Tramal®, Tramadolor®, Tramundin®

Schnüffelstoffe

Als Schnüffelstoffe werden unterschiedliche Substanzen bezeichnet, die beim Inhalieren wie Halluzinogene wirken. Sie sind legal erhältlich und gelten deshalb bei Jugendlichen oft als juristisch gefahrlose Ersatzdrogen. Beliebt sind leichtflüssige Lösungsmittel, Kleber, Farbverdünner, Fleckentferner, Reinigungsmittel, Treibgas aus Sprühdosen oder Feuerzeuggas. Auch Chloroform, Industriealkohole und Lachgas werden als Schnüffelstoffe zweckentfremdet.

Aufnahme

Die Aufnahme über den Atemtrakt erfolgt rasch.

Wirkung

Die meisten Schnüffelstoffe wirken auf das Zentralnervensystem (ZNS). Die ersten Rauschwirkungen setzen bereits während des Inhalierens ein. Die Wirkdauer liegt je nach Stoff bei einigen Minuten bis zu mehreren Stunden. Es werden eine Vielzahl unterschiedlichster Halluzinationen und Bewusstseinsstörungen ausgelöst. Außerdem wirken viele Schnüffelstoffe auch negativ auf das Herz-Kreislauf-System.

Symptome

Es kommt anfänglich zu euphorischen Zuständen und Halluzinationen. Die Motorik verlangsamt sich, es kommt zu Koordinationsstörungen. Bei Einnahme hoher Dosen kann rasche Bewusstlosigkeit eintreten. Der Betroffene kann Krämpfe bekommen und ins Koma fallen. Eine hohe oder lang anhaltende Gaszufuhr kann zu Sauerstoffmangel und Atemstillstand führen. Herzrhythmusstörungen und der sogenannte Sekunden-Herztod sind möglich. Bei häufiger Anwendung auch niedriger Dosen sind auf Dauer Blut-, Leber- und Nierenschädigungen häufige Folgen. Das führt zu einem langsamen körperlichen Verfall.

Sofortmaßnahmen

Sofortiger Abbruch des Missbrauchs ist die wichtigste Sofortmaßnahme. Der Patient sollte körperlich ruhiggestellt und ein Arzt gerufen werden. Dieser wird dann die Sicherung der Vitalfunktionen übernehmen.

Therapie

Die folgende, meist ambulante Therapie richtet sich nach der Art des Schnüffelstoffs. Dieser muss aber zuerst genau identifiziert werden. Zur Ermittlung der Toxizität des verwendeten Stoffes helfen auch die Giftnotrufzentralen. Siehe hierzu Adressen im Anhang.

Kosmetik und Hygiene

Badezusätze

Badezusätze steht hier als Sammelbegriff für Emulsionen, Essenzen, Extrakte, Öle und Salze, die als speziell komponierte Produkte auf dem Markt sind, um dem Badewasser zugesetzt zu werden. Die Zusammensetzung der verschiedenen Präparate ist zwar unterschiedlich, doch gibt es einige prinzipielle Richtwerte, die als Basiswerte dienen können.

Badeemulsionen, auch als Badefluid oder Bademilch bezeichnet, sind Öl-in-Wasser-Emulsionen. Sie bestehen meist aus ätherischen Ölen, Emulgatoren, Glycolether. In einigen Fällen wird auch Ölsäure zugegeben.

Badeessenzen werden alkoholische Lösungen genannt, die neben Ethanol auch ätherische Öle, Farbstoffe und Aromaessenzen enthalten.

Badeöle enthalten neben pflanzlichen Ölen auch Parfümöle, öllösliche Tenside, Ester und Fettsäuren.

Badesalze bestehen meist aus anorganischen Salzen, die parfümiert und gefärbt werden. Häufig werden dafür Borax, Natriumcarbonat, Natriumchlorid und Natriumsulfat verwendet. Oft werden auch ätherische Öle zugesetzt.

Aufnahme

Die normale Aufnahme der Substanzen aus Badezusätzen erfolgt über die Haut und wird meist als beruhigend, entspannend und die Haut pflegend empfunden. Gesundheitsprobleme können auftreten, wenn Badezusätze in die Augen gelangen oder oral in den Körper gebracht werden. Bei Kindern ist dies weitaus häufiger der Fall, als allgemein angenommen wird.

Wirkung/Symptome

Gelangen Badezusätze in verdünnter Form ins Auge, kann sich daraus eine Bindehautentzündung entwickeln. Bei unverdünnten Substanzen besteht die Gefahr einer Verätzung. Geraten Badezusätze oral in den Körper, etwa durch Verschlucken beim Baden, oder weil sie von Kindern versehentlich getrunken werden, entstehen lokale Schleimhautreizungen. Übelkeit, Würgen und Erbrechen stellen sich rasch ein, etwas später folgt meist Durchfall. Nur in Extremfällen sind gravierende Organschädigungen zu befürchten.

Sofortmaßnahmen

Ist ein Auge betroffen, sollte dies bei weit geöffnetem Lidspalt gründlich mit fließendem Wasser ausgespült werden. Danach empfiehlt es sich, einen Augenarzt aufzusuchen.
Gelangen Badezusätze oral in den Körper, empfiehlt es sich, reichlich Mineral- oder normales Trinkwasser zuzuführen. Erbrechen sollte nicht ausgelöst werden. Eine Magenspülung kann dann unter ärztlicher Kontrolle erfolgen.

Deodorantien

Ein Deodorant, auch Desodorant oder kurz Deo genannt, ist ein Körperpflegemittel, das unangenehme Körpergerüche bekämpfen soll. Man kann diese Mittel in zwei Gruppen einteilen, wobei es aber keine festen Grenzen und auch Mischprodukte gibt.
Zum einen gibt es Antitranspirante, deren Hauptaufgabe die Beeinflussung der Schweißdrüsen ist. Außerdem wird die Haut dabei gegerbt. Die dafür verwendeten Substanzen sind häufig Aluminium-, Zink- und Zirkoniumsalze oder Gemische daraus wie etwa Acetate, Chloride, Lactate und Sulfate. Die pH-Werte dieser Substanzen sind sehr basisch und liegen im Bereich zwischen 2 und 4.

Zur Emulgation und Geruchsverbesserung sind auch noch Zusätze wie ätherische Öle und mehrwertige Alkohole enthalten. Je nach Produktform und Verwendungsart können auch noch Borsäure, Paraffinöl, Titaniumdioxid und Vaseline zugesetzt werden.

Bei der zweiten Gruppe, den reinen Desodoriermitteln, gilt die Bekämpfung der schweißzersetzenden Bakterien und der unangenehmen Geruchsstoffe als erstes Ziel. Dies wird vor allem mit unterschiedlichen Kombinationen von Substanzen wie Alkohol, komplexen Aluminiumverbindungen, Chlorphenolen, Hexachlorofen oder synthetischem Wachsester erreicht. Hinzu kommen dann ähnliche Emulgatoren und Geruchsverbesserer wie in der bereits angesprochenen Gruppe.

Aufnahme

Da Deos meist zum Einsatz in der Achselhöhle, im Intimbereich oder an anderen besonders empfindlichen Hautstellen gedacht sind, werden die enthaltenen Substanzen im Wesentlichen über die Haut aufgenommen. Selten erfolgt eine orale Zufuhr. Wenn dies der Fall ist, so sind meist kleine Kinder betroffen.

Wirkung/Symptome

Neben den erwünschten Wirkungen der Geruchsverbesserung können aber auch unerwünschte Nebenwirkungen eintreten. Allergiker müssen bei der Verwendung neuer Produkte besonders vorsichtig sein. Wegen der bereits angesprochenen niedrigen pH-Werte einiger Hauptsubstanzen können sich bei häufiger Anwendung in relativ kurzer Zeit lang anhaltende Hautprobleme entwickeln. Der schützende Säuremantel wird an den betroffenen Hautstellen geschädigt, die Haut trocknet dort aus und wird spröde. Vor allem zwischen den Zehen und im Intimbereich können sich leichter Pilze einnisten. Das Risiko der Kandidose steigt deutlich an. Zur Reizung von Bindehaut oder Schleimhäuten kann es leicht bei der Verwendung von Sprühprodukten kommen, deshalb sollten diese möglichst von Kindern entfernt aufbewahrt werden.

Sofortmaßnahmen

Geraten Substanzen in ein Auge, ist dieses bei weit geöffnetem Lidspalt gründlich mit fließendem Wasser auszuspülen. Lassen die Schmerzen dann nicht nach, empfiehlt es sich, einen Augenarzt aufzusuchen. Wurden Deo-Substanzen oral aufgenommen, sollte als erste Maßnahme viel Flüssigkeit getrunken werden. Bei größeren Mengen hilft auch rasches Erbrechen. Wenn Kinder betroffen sind, sollte unbedingt rasch ein Arzt hinzugezogen werden.

Gesichts-, Rasier- und Haarwasser

Gesichts-, Rasier- und Haarwasser dienen vor allem der Nachreinigung und der Erfrischung von Haut, Kopfhaut und Haaren. Hauptbestandteile dieser Mischungen sind destilliertes Wasser und alipathische Alkohole wie Ethyl-, Isopropyl- und Propylalkohol. Zur Desinfektion und Geruchsverbesserung, als Stabilisatoren oder auch aus modischen und werbetechnischen Gründen werden die unterschiedlichsten Substanzen zugesetzt. Häufig verwendete Zusätze sind Aluminiumacetat, -chlorid und -sulfat, Ameisen-, Benzoe-, Bor-, Milch- und Salicylsäure, auch ätherische Öle, Campher und biologisch wirksame Substanzen wie Cholesterin, Plazenta-Extrakte oder Geschlechtshormone. Haarwasser kann zusätzlich Amylacetate und auch Nikotin enthalten.
Früher wurden auch Chininsalze, Eurosol, Schwefel und Teer zugesetzt, doch davon ist man in Deutschland inzwischen abgekommen. Der neue Trend führt zu mehr »natürlichen« Zusatzstoffen.

Aufnahme

Normalerweise werden diese Reinigungsmittel über die Haut aufgenommen. Orale Einnahme unbeabsichtigt bei Kleinkindern.

Wirkung/Symptome

Unerwünschte Wirkungen treten häufig bei Allergikern auf. Im

Vordergrund stehen dabei meist lokale Reizerscheinungen der Haut. Nach oraler Aufnahme größerer Mengen kommt es zu Empfindungsstörungen in Mund, Speiseröhre und Magen. Es stellt sich Übelkeit ein, gefolgt von Erbrechen und Durchfall. Die Luftröhre kann betroffen sein, und das Risiko der Aspiration (Einatmen von Nahrung, Erbrochenem o. Ä. in die Lunge) erhöht sich deutlich. Dies kann besonders bei Kindern zu gefährlichen Störungen der Atmung führen.

Sofortmaßnahmen

Bei lokalen Hautreizungen hilft meist bereits das Absetzen des auslösenden Reinigungswassers. Gehen die Beschwerden nicht rasch zurück, sollte ein Dermatologe konsultiert werden.
Nach oraler Aufnahme größerer Mengen sollte stets umgehend ein Arzt aufgesucht werden. Nur so kann ermittelt werden, wie toxisch die aufgenommenen Substanzen sind und in welchen Mengen sie resorbiert werden.

Haarentfernungsmittel

Die für die Entfernung von Haaren verwendeten Mittel werden in zwei Verfahren unterschieden:
Epiliermittel entfernen Haar und Wurzel oder zerstören diese. So wird das Nachwachsen verhindert. Meist werden für das Epilieren harmlose Stoffe verwendet, häufig handelt es sich um Bienenwachs-Harz-Gemische. Diese werden auf Folien aufgetragen, mit deren Hilfe die Haare an den gewünschten Stellen dann mechanisch entfernt werden. Sie stellen kaum Vergiftungsquellen dar.
Depiliermittel entfernen nur das sichtbare Haar ohne Wurzel. Diese Mittel enthalten hauptsächlich Calciumthioglykolat oder ähnliche Verbindungen. Es gibt auch Präparate mit Alkalisulfiden und -sulfhydraten oder Alkalihydroxostanniten. Als Zusätze werden

ätherische Öle, Campher, Glykole, Geruchsveränderer und Desinfektionsmittel beigemischt.

Aufnahme

Depilliermittel werden über die Haut aufgenommen, unbeabsichtigt oral.

Wirkung/Symptome

Neben der erwünschten Wirkung der Haarentfernung können beim Umgang mit den Präparaten auch Probleme auftreten. Es kommt häufig vor, dass Anwender während des Hantierens mit den Fingern unbewusst an Augen, Mund oder Nase geraten. Auf diese Art können nach Einwirkung der Substanzen starke Reizungen entstehen. Je nach Inhaltsstoffen kann es an den Augen nicht nur zu Reizungen, sondern auch zu starken Hornhautschädigungen kommen. Die Schleimhäute können verätzt werden, ähnlich wie bei Laugen. Wurden größere Mengen oral aufgenommen, können Störungen der Nierenfunktionen auftreten, ebenso Blutniederdruck.

Sofortmaßnahmen

In jedem Fall sollte unverzüglich ein Arzt zu Rate gezogen werden. Für diesen ist wichtig, die im entsprechenden Präparat enthaltenen Substanzen zu erfahren. Es empfiehlt sich deshalb, Verpackung und Produktbeschreibung vorlegen zu können.

Haarfärbemittel

Haarfärbemittel sind heutzutage in nahezu unüberschaubarer Vielzahl auf dem Markt. Fast jede Farbnuance ist möglich und lässt sich in Eigenregie daheim auftragen. Schätzungen gehen davon aus, dass rund 40 Prozent aller Frauen in den Industrieländern zu solchen Mitteln greifen. Ebenso vielfältig wie die Farben sind auch die darin enthaltenen Substanzmischungen. Es gibt aber einen Hauptstoff, ohne den das Haarefärben nicht möglich wäre. Es handelt sich dabei um mindestens eine alkalisch reagierende Substanz. Diese macht das Haar aufnahmefähig für die anderen Bestandteile des Färbemittels. Die bekanntesten Vertreter dieser Gattung in Haarfärbemitteln sind Ammoniak, Kaliumcarbonat und Trinatriumphosphat. Sie bilden in den Färbemitteln auch die toxisch aktivsten Substanzen. Siehe hierzu auch Laugen.

Aufnahme

Häufig über die Atemwege oder oral aufgenommen, lösen diese Substanzen alkalische Reaktionen aus, die zu lokalen Schädigungen führen.

Wirkung/Symptome

Die toxischen Wirkungen von Substanzen in Haarfärbemitteln ähneln denen anderer Laugen. Zumeist sind die Schleimhäute betroffen, die anschwellen und Entzündungserscheinungen aufweisen. Werden größere Mengen oral aufgenommen, wirken diese relativ rasch auf das Zentralnervensystem (ZNS). Erregungszustände, Krampfanfälle, Funktionsstörungen und Bewusstlosigkeit können die Folgen sein. In schweren Fällen kann es zu Atemlähmung kommen. Das Blut wird nicht mehr ausreichend mit Sauerstoff versorgt. Im Extremfall ist auch Atemstillstand möglich.

Sofortmaßnahmen

In jedem Fall sollte nach oraler Aufnahme unverzüglich ein Arzt gerufen werden. Bei großen Mengen ist sofort der Notarzt zu informieren. Wichtig ist es, dem behandelnden Arzt möglichst genau zu erklären, welche Substanzen aufgenommen wurden. Auch Angaben über die Menge sind wichtig.

Hautcremes, -öle und ähnliche Produkte

Hautcremes sind meist Öl-in-Wasser-Emulsionen, bei denen der Wasseranteil über 80 Prozent betragen kann. Neben Ölen zählen

Fette, Glycerole und Wachse zu den Hauptbestandteilen. Ebenso werden Polyalkohole, Alginate, Silicone und Geruchsstoffe zugesetzt. Als Emulatoren werden meist Cholesterin, Casein, Lezithin oder Pektine verwendet. Bei Hautcremes mit besonderen Anwendungsbereichen wie etwa Insekten- oder Sonnenschutz werden weitere spezielle Substanzen beigemischt.
Hautöle und -fette bestehen hauptsächlich aus Fetten, Ölen und Wachsen. In kleinen Mengen werden auch Konservierungs- und Duftstoffe, Hormone und Vitamine zugesetzt. Die meisten dieser Kombinationen sind völlig harmlos.

Aufnahme

Bei normaler Aufnahme über die Haut sind die verwendeten Substanzen ungefährlich. Bei oraler Aufnahme können leichtere Gesundheitsprobleme auftreten.

Wirkung/Symptome

Meist kommt es zu Übelkeit und Erbrechen. Nach Aufnahme größerer Mengen kann sich auch anhaltender Durchfall einstellen.

Sofortmaßnahmen

Auch nach oraler Aufnahme sind keine besonderen medizinischen Maßnahmen erforderlich. Das Verabreichen alkoholfreier Flüssigkeiten kann hilfreich sein.

Kosmetische Stifte

Der bekannteste kosmetische Stift ist der Lippenstift. Außerdem zählen noch Schmink-, Augenbrauen- und Lidschattenstifte dazu. Lippenstifte bestehen hauptsächlich aus Fetten, Paraffin, Polyglykolen, Wachsen und Mineralölen. Hinzu kommen Farb- und Duftstoffe oder Glycole. Bei Schminkstiften werden auch Alkohole und Glycerole dazugegeben, bei Augenbrauenstiften noch spezielle Farbstoffe.

Aufnahme

Selbst bei oraler Aufnahme größerer Mengen bleiben Lippenstifte ungefährlich.

Wirkung/Symptome

Schmink-, Augenbrauen- und Lidschattenstifte können, je nach Inhaltsstoff-Kombinationen, bei empfindlichen Menschen lokale Allergien an den betroffenen Hautstellen auslösen. Bei oraler Aufnahme größerer Mengen kann es zu Unwohlsein, Übelkeit und Erbrechen kommen.

Sofortmaßnahmen

Meist ist eine reichliche Flüssigkeitszufuhr bereits ausreichend. Bei Aufnahme größerer Mengen ist die zusätzliche Gabe von Aktivkohle hilfreich. In Extremfällen kann eine Entgiftung durch den Arzt sinnvoll sein.

Mundwasser

Mundwasser wird mit den unterschiedlichsten Produktnamen angeboten. Der Hauptbestandteil fast aller Produkte ist Ethylalkohol, der teilweise bis zu 80 Prozent des Mundwassers ausmacht. Häufige Zusätze sind neben desinfizierenden Substanzen auch ätherische Öle, Pflanzenextrakte, Glycerol und Farbstoffe. Toxisch relevant ist vor allem der Alkoholanteil.

Aufnahme

Wird Mundwasser getrunken, so beginnt die Aufnahme des darin enthaltenen Alkohols bereits über die Mundschleimhaut und setzt sich dann über den kompletten Magen-Darm-Trakt fort. Der über die Mundschleimhaut aufgenommene Anteil geht direkt ins Blut und wird so relativ rasch über den gesamten Organismus verteilt. Über Magen und Darm aufgenommener Alkohol gelangt zuerst in die Leber und wird dort teilweise abgebaut.

Wirkung/Symptome

Wirkungen, Symptome und Sofortmaßnahmen wie bei Alkohol.

Bodenpflegemittel

Pflegemittel für Böden und Kacheln sind meist Mischungen von Paraffinen und Wachs in Lösungs- oder Verdünnungsmitteln. Oft werden Terpentin- und Mineralöl verwendet, aber auch Methanol. Beigemischt werden noch Emulgatoren, Duft- und Farbstoffe. Die Produkte werden in vielerlei Formen angeboten: von flüssig über pastenartig und hartmassig bis pulvrig.

Aufnahme

Für Vergiftungen sind meist die Anteile an Lösungsmitteln in den jeweiligen Bodenpflegemitteln verantwortlich. Die Aufnahme kann sowohl als Inhalation als auch oral erfolgen. Kleinkinder auf frisch gereinigten Fußböden sind durch aufsteigende Dämpfe gefährdet! Ebenso besteht bei Kindern stets das Risiko der oralen Aufnahme aus Neugier.

Wirkung/Symptome

Unbeabsichtigt werden oral meist nur geringe Mengen solcher Mittel aufgenommen, da der Geschmack nicht angenehm ist. In diesen Fällen treten dann nur geringe Probleme mit Übelkeit und Erbrechen auf. Gefährlicher kann die Inhalation von Dämpfen aus Lösungsmitteln sein. Die Wirkungen richten sich nach der aufgenommenen Menge und dem jeweiligen Lösungsmittel.

Sofortmaßnahmen

Bei kleinen oral aufgenommenen Mengen sind keine besonderen Maßnahmen erforderlich. Sind größere Mengen an Lösungsmittelanteilen in den Körper gelangt, siehe Lösungsmittel.

Glasreinigungsmittel

Dieser Abschnitt befasst sich mit Reinigungsmitteln für Fenster und Glasscheiben sowie ihren Inhaltsstoffen und toxischen Risiken. Sie werden meist in flüssiger Form oder als Paste angeboten. Flüssigreiniger sind meist wässrige Lösungen von Isopropanol, Glykolen oder Aceton. Zugesetzt werden neben Farb- und Duftstoffen auch Ammoniak und Fluoride.
Reinigungspasten setzen sich oft aus Kieselgur, Leichtbenzin, Ammoniak und waschaktiven Substanzen zusammen.

Aufnahme

Bei Aufnahme über die Haut werden nur selten Gesundheitsprobleme verzeichnet, außer bei Allergikern.

Wirkung/Symptome

Geraten Reiniger in die Augen oder den Mund, kann es zu unterschiedlichen Reaktionen kommen. Die Augen beginnen zu brennen. In Mund und Rachen treten Reizerscheinungen der Schleimhäute auf.

Sofortmaßnahmen

Bei Kontakt mit den Augen sollten diese sofort unter fließendem Wasser sorgfältig ausgespült werden. Bei oraler Aufnahme zunächst reichlich Flüssigkeit zuführen. Lassen die Reizerscheinungen über mehrere Stunden nicht nach, empfiehlt sich der Arztbesuch.

Parfüms

Parfüms sind meist flüssige Mischungen aus Lösungsmitteln, destilliertem Wasser und Duftstoffen, die bereits im alten Indien und bei den Pharaonen bekannt waren. Zur Parfümherstellung wird heute als Hauptbestandteil meist reiner Ethylalkohol in einem Anteil von bis zu 90 Prozent verwendet. Bei billigen Massenprodukten kommen auch Propanol oder Isopropanol zur Verwendung. Es gibt inzwischen auch alkoholfreie Parfüms, bei denen geruchsschwache Ester als Lösungsmittel dienen. Der spezielle Geruch eines Parfüms entsteht aus der unterschiedlichen Mischung verschiedenster Duftessenzen. Bei diesen handelt es sich oft um ätherische Öle, sonstige Pflanzen- und Blumenöle, Essenzen pflanzlicher und tierischer Herkunft, aber auch um synthetische Duftstoffkomponenten.

Aufnahme

Da Parfüms in der Regel nur in kleinsten Dosierungen angewendet werden, kann nur die versehentliche orale Aufnahme Vergiftungserscheinungen hervorrufen.

Wirkung/Symptome

Nach oraler Aufnahme kann es zu sehr heftigen Reizungen der Schleimhäute kommen. Übelkeit und Erbrechen setzen relativ rasch ein. Das Aspirationsrisiko steigt an. Werden größere Mengen aufgenommen, wirken vor allem die Alkoholanteile. Wirkungen und Symptome wie unter Alkohol.

Sofortmaßnahmen

Sofortmaßnahmen wie bei Alkohol.

Seifen

Zur Herstellung von Seifen werden normalerweise pflanzliche oder tierische Fette verwendet. Chemisch betrachtet handelt es sich um Gemische aus Kalium- oder Natriumsalzen höherer Fettsäuren, denen Streckmittel und Korrigenzien zugesetzt werden. Die weltweit am häufigsten verwendete Seife ist die Kernseife. Sie ist im Normalzustand unparfümiert und wird in fester Form angeboten. In den Industrieländern ist die Flüssigseife inzwischen wesentlich beliebter. Dieser werden natürliche Öle zugesetzt. Die bekanntesten sind Kokos-, Palm- und Rizinusöl. Weiterhin werden Deoseifen angeboten, die mit Duftstoffen versetzt sind, Feinseifen, Glycerinseifen, Rasierseifen, antibakterielle und medizinische Seifen sowie eine Vielzahl anderer modischer Seifenprodukte.

Aufnahme

Die Aufnahme über die Haut ist normalerweise problemlos und ungefährlich. Es gibt allerdings auch Menschen, die allergisch auf bestimmte parfümierte Seifen reagieren. Wesentlich häufiger kommt es vor, dass Kleinkinder versehentlich Seife schlucken.

Wirkung/Symptome

Gelangen Seifenanteile ins Auge, lösen sie dort sofort Reizungen aus, die nahezu jeder Mensch schon einmal selbst erlebt hat.

Nach dem Verschlucken von Seife kommt es zuerst zu lokalen Schleimhautreizungen. Der Hals brennt, Übelkeit und Erbrechen folgen, außerdem kann es zu Bauchweh und Blähungen kommen, wenn die Seife im Magen aufschäumt. Gelangt Seife in die Lunge, können sich dort Entzündungen und Gewebeveränderungen einstellen.

Sofortmaßnahmen

Seife im Auge sollte bei weit geöffneter Lidspalte unter fließendem Wasser gut ausgewaschen werden.

Wurden kleine Seifenmengen oral aufgenommen, sollten die verbliebenen Reste aus dem Mundbereich entfernt werden, dann reichlich Flüssigkeit trinken lassen. Nach Aufnahme großer Mengen oder hochkonzentrierter Produkte sollte unbedingt der Notarzt gerufen werden. Als wichtigste Maßnahme bei auftretenden Atemproblemen müssen unbedingt die Atemwege freigehalten werden, bis der Arzt die geeigneten weiteren Maßnahmen ergreifen kann.

Waschmittel

Als Waschmittel werden allgemein Mischungen verschiedener Substanzen bezeichnet, die zum Reinigen von Textilien verwendet werden. Die eingesetzten Inhaltsstoffe sind zumeist: Tenside als waschaktiver Hauptfaktor; Waschalkalien zur Erhöhung des pH-Wertes im Waschwasser; Enzyme zur Entfernung von Eiweiß und Stärke; Wasserenthärter und Duftstoffe zur Überlagerung unangenehmer Eigengerüche der Waschmittel selbst. Während unsere Großmütter nur Seifen und Waschpulver kannten, werden die modernen Waschmittel nicht nur als Pulver, sondern auch flüssig, als Gel oder in gepresster Form angeboten.

Aufnahme

Die Aufnahme über die Haut ist normalerweise problemlos und ungefährlich.

Wirkung/Symptome

Gelangen Waschmittelspritzer, etwa beim Waschen mit der Hand, ins Auge, lösen sie dort sofort Reizungen aus. Werden Waschmittel oral aufgenommen, kommt es meist zuerst zu lokalen Schleimhautreizungen. Mund und Rachen brennen, Übelkeit und Erbrechen folgen, Durchfall ist möglich. Gelangen Waschmittelanteile in die Lunge, können sich dort Entzündungen und verschiedene Gewebeveränderungen entwickeln.

Sofortmaßnahmen

Waschmittel im Auge sollten bei weit geöffneter Lidspalte unter fließendem Wasser gut ausgewaschen werden.

Wurden kleine Seifenmengen oral aufgenommen, sollten die verbliebenen Reste aus dem Mundbereich entfernt werden, dann reichlich mit Flüssigkeit versorgen. Nach Aufnahme großer Mengen oder hochkonzentrierter Produkte sollte unbedingt der Notarzt gerufen werden. Als wichtigste Maßnahme bei auftretenden Atemproblemen müssen unbedingt die Atemwege freigehalten werden, bis der Arzt die geeigneten weiteren Maßnahmen ergreifen kann.

Zahnpflegemittel

Zahnpasta, -cremes und -pulver bestehen vorwiegend aus sogenannten Putzkörpern. Hierbei handelt es sich meist um Silicate, Sulphate oder Phosphate. Als Zusätze werden Schaumbildner, Feuchthaltemittel wie Sorbitol, Gleitmittel wie Paraffin- oder Rizinusöl, Fluoride sowie Duft-, Geschmacks- und Farbstoffe verwendet. Die meisten dieser Substanzen sind auch in größeren Konzentrationen toxisch kaum relevant.
Gleiches gilt für die Inhaltsstoffe von Reinigungsmitteln für Zahnprothesen. Diese werden heute meist in Form von Brausetabletten (Tabs) angeboten. Sie enthalten vorwiegend Natriumcarbonat, Natriumperborat, Calciumphosphat und Peroxide. Dazu kommen minimale Gaben von Antiseptika (Desinfektionsmitteln).

Aufnahme

Aufnahmemengen, die zu leichten Gesundheitsstörungen führen können, gelangen immer durch den Mund in den Körper. Vor allem Kinder neigen oft dazu, eine wohlschmeckende Zahnpasta aus der Tube zu essen. Tabs sind schon mit Brausetabletten verwechselt, in Wasser aufgelöst und getrunken worden.

Wirkung/Symptome

Wurden Zahnpflegemittel in größerer Menge oral aufgenommen, sind Übelkeit, Erbrechen und Durchfall die möglichen Folgen. Weitere Komplikationen stellen sich meist nicht ein.

Sofortmaßnahmen

Im Normalfall sind keine besonderen Sofortmaßnahmen erforderlich. Den kleinen Patienten erbrechen lassen und dann viel Flüssigkeit zuführen kann vor allem bei Kindern hilfreich sein.

Arbeit und Freizeit

Abbeizmittel

Abbeizmittel dienen zur Entfernung alter Farben und Lacke. Sie sind chemische Verbindungen, die grob in drei Gruppen eingeteilt werden können.
Ätzende Abbeizen sind Mischungen aus hochprozentigen Laugen und/oder Ameisensäure, Phosphorsäure, Soda, Wasserglas oder Trinatriumphosphat. Binde- und Scheuermittel werden ebenfalls zugesetzt. Sie werden zum Entfernen von Ölfarben und Lacken auf Holz und einigen Metallen verwendet.
Lösende Abbeizer sind meist Gemische aus verschiedenen Lösungsmitteln wie Aceton, Ester-Arten, Dichlormethan, Methanol, Spiritus oder Toluol. Ihnen werden oft noch Paraffin, Wachs und ähnliche Substanzen zugegeben. Sie werden meist zum Entfernen von Zelluloselacken eingesetzt.
Als dritte Gruppe gelten Kombinationen aus den beiden vorgenannten. So werden zum Beispiel Dichlormethan und Ameisensäure oder Ammoniak und Terpentinöl gemischt. Ihnen setzt man Emulgatoren und Bindemittel zu. Verwendet werden sie ebenfalls zum Entfernen alter Ölfarben und Lacke.

Giftige Anteile

Toxisch relevant sind die enthaltenen Laugen und Lösungsmittel nur in extrem hohen Dosen.

Aufnahme

In der Praxis hat sich gezeigt, dass die Inhalation die häufigste Form der ungewollten Aufnahme ist. Vor allem unerfahrene Hobbybastler können die Risiken der Dämpfe von Abbeizmitteln oft nicht richtig einschätzen und riskieren eine Vergiftung, wenn sie ohne Mundschutz arbeiten.

Wirkung

Meist stehen bei Hautkontakten nur leichte lokale Wirkungen im Vordergrund. Bei einer Vergiftung durch Inhalation größerer Mengen treten häufig die Wirkungen der enthaltenen Anteile an Lösungsmitteln ein.

Symptome

Typisch sind Hustenreiz, Übelkeit, Erbrechen, Kopfschmerzen, Müdigkeit, Schwindel, verlangsamte Bewegungsabläufe und allgemeine Erschöpfung. Bei Aufnahme großer Mengen kann der Körper übersäuern (Azidose). Die Sprache verlangsamt sich, es kommt zu lethargischem Verhalten, Depressionen und narkotischen Zuständen. Der Patient kann ins Koma fallen. Organschäden an Leber und Nieren sind möglich. Gerinnungsstörungen können auftreten.

Sofortmaßnahmen

Nach Hautkontakt sollten die entsprechenden Hautbereiche sofort gründlich mit Wasser gereinigt werden. Gleiches gilt für Kontakt mit dem Auge.

Beim Verdacht, dass Dämpfe von Abbeizmittel aufgenommen wurden, sollte der Betroffene sofort aus der Nähe dieser Produkte gebracht werden. Möglicherweise sind Kleidungsteile verunreinigt. Diese müssen sofort ausgezogen und entfernt werden. Bei Extremfällen ist die Sicherstellung der Vitalfunktionen wichtig. Weitere Maßnahmen sollten von einem Arzt vorgenommen werden.

Therapie

Stellen sich nach der Reinigung betroffener Hautstellen stärkere Schmerzen ein, empfiehlt es sich, einen Hautarzt aufzusuchen, der die weiteren Therapieschritte einleitet.

Für eine Therapie nach der Inhalation größerer Mengen ist es wichtig, die Zusammensetzung des inhalierten Abbeizmittels genau zu kennen. Nach den enthaltenen toxisch wirkenden Substanzen richten sich die weiteren Therapieschritte.

Aluminium

Aluminium wird allgemein als Leichtmetall bezeichnet und ist heute ein wichtiges technisches Gebrauchsmetall und Bestandteil zahlreicher Legierungen. Die technische Anwendungspalette ist breit. Als Werkstoff für metallische Konstruktionen wird das Leichtmetall in Luft- und Raumfahrt ebenso geschätzt wie im Automobilbau. Aluminiumborwasserstoff ist ein Bestandteil von Raketentreibstoff. Als guter elektrischer Leiter findet es in der Elektrik und Elektronik Anwendung. In der Verpackungsindustrie sind heute Aluminiumfolien und -behälter weit verbreitet. Auch in der Optik ist das Metall als Beschichtung gefragt. In der Öffentlichkeit weniger bekannt, ist Aluminium auch ein Bestandteil der Lebensmittelfarbe E 173. Aluminiumsilicate werden vor allem zur Blaufärbung in der keramischen Produktion, bei Farben, Lacken und Kunststoffen, aber auch als Zusatz von Tätowiermitteln eingesetzt. Aluminiumstearat wird in Cremes, Salben und Puder verwendet. Medizinische Anwendung findet zum Beispiel Aluminiumchlorid als Bestandteil von wässrigen Lösungen, die zur Blutstillung und Entzündungshemmung eingesetzt werden. Auch in Pflanzen finden sich Spuren von Aluminium-Salzen, die über den Boden aufgenommen wurden. So ist es nicht weiter verwunderlich, dass zahlreiche Lebensmittel Aluminium als Spurenelement enthalten. Die tägliche Aufnahme kleiner Mengen über die Nahrung ist völlig unbedeutend, da sie über Nieren und Darm problemlos wieder ausgeschieden werden.

Giftige Anteile

Toxisch bedeutsam ist neben der Inhalation von Aluminiumstaub und -dämpfen auch die orale chronische Aufnahme kleiner Partikel über einen längeren Zeitraum hinweg.

Aufnahme

Bei Aufnahme über die Haut können aluminiumorganische Verbindungen äußerst schmerzhafte Verbrennungen hervorrufen. Gerät Aluminium durch Inhalation oder oral in großen Mengen oder über längere Zeiträume in den Körper, verteilen sie sich über Lunge, Leber, Nieren, Muskeln und Knochen bis ins Gehirn.

Wirkung

Auf der Haut können Aluminiumstaub und feine Splitter in Wunden dazu führen, dass die Wundheilung sich verzögert. Oft heilen solche Wunden nie richtig ab. Die sich durch chronische Aufnahme im Körper bildenden Konzentrationen von Aluminium können nahezu alle Organe auf Dauer schädigen, wenn sie nicht abgebaut werden.

Symptome

Nach Inhalation größerer Staub- oder Oxydmengen tritt sofort starker Husten auf. Kurzatmigkeit setzt ein, und es kann eine Lungenentzündung (Pneumonie) entstehen, die sich bedrohlich entwickeln kann. Die durch chronische Ablagerungen entstehenden Organschäden können vielfältig sein und werden beim Arztbesuch oft nicht gleich ursächlich erkannt.

Sofortmaßnahmen

Nach akuten Inhalationen oder oraler Aufnahme sollte der Patient unverzüglich aus dem Gefahrenbereich gebracht werden. Rasche Frischluftzufuhr ist wichtig. Als zweiter Schritt ist der Arztbesuch, in schweren Fällen das Herbeirufen des Notarztes die beste Lösung.

Therapie

Die Therapieform richtet sich nach der Menge und der Art der aufgenommenen Aluminiumanteile sowie dem Zustand des Patienten.

Anilin

Anilin ist eine leicht ölige Flüssigkeit, farblos und süßlich riechend. Unter Einwirkung von Sauerstoff färbt sie sich bräunlich. In der

Industrie ist Anilin ein wichtiger Bestandteil bei der Herstellung von Farben, Kunststoffen und -fasern, Vulkanisierbeschleunigern, Raketentreibstoff und Arzneimitteln. Auch in der Druck- und Fotoindustrie wird Anilin benötigt.

Giftige Anteile

Die Substanz Anilin gilt als ein sehr starkes Blutgift.

Aufnahme

Anilin kann sowohl über die Haut als auch oral oder per Inhalation aufgenommen werden.

Wirkung

Es verhindert den Sauerstofftransport im Blut, indem es den roten Blutfarbstoff Hämoglobin zu Methämoglobin oxidiert.

Symptome

Nach der Aufnahme auch kleinerer Mengen tritt eine typische Blaufärbung an Haut und Fingernägeln auf. Nach einiger Zeit können sich Schwindelanfälle einstellen. Werden toxisch relevante Mengen aufgenommen, kann sich anfänglich großes Wohlbefinden bis zur Euphorie einstellen. Danach kommt es oft zu Kopfschmerzen, Bewusstseinsstörungen und Motorikproblemen. Atemnot kann auftreten, die in Extremfällen zu Atemstillstand und Tod führt.

Sofortmaßnahmen

Beim Verdacht auf eine Anilin-Vergiftung sollte der Patient möglichst an die frische Luft oder ein geöffnetes Fenster gebracht werden. Sind Hautstellen betroffen, sollten diese intensiv abgewaschen werden. Hierbei unbedingt Gummihandschuhe tragen oder die Hände anders vor möglichem Kontakt schützen! Die Atemwege sollten freigehalten werden. Der Notarzt ist zu rufen.

Therapie

Die Entgiftungstherapie richtet sich nach aufgenommener Dosis und Zustand des Patienten. Sie erfolgt bei schweren Vergiftungen stets stationär.

Antimon

Antimon ist in der festen Form ein Halbmetall. Es glänzt silberweiß und ist sehr spröde. Hauptsächlich wird Antimon in der Industrie als Beimischung verschiedener Legierungen verwendet. Hierbei wird vor allem eine besondere Eigenschaft des Halbmetalls geschätzt: Es dehnt sich beim Abkühlen der jeweiligen Legierung aus. Richtig dosiert kann es dazu beitragen, dass diese Legierungen nicht schrumpfen – eine vor allem bei Gussteilen wichtige Eigenschaft. Antimonoxide werden bei der Herstellung von Glasuren und Emailbeschichtungen verwendet. Antimonpentasulfid findet man bei der Kautschukverarbeitung, der Herstellung von Zündhölzern und Feuerwerk sowie in einigen Homöopathika. In der Medizin werden einige Präparate mit Antimonanteilen bei tropischen Infektionskrankheiten eingesetzt.

Giftige Anteile

Das toxikologisch wichtigste Antimonsalz ist Kaliumantimonyltartrat. Es wude früher medizinisch als Brechmittel (Emetikum) und in der Chemotherapie benutzt, aber auch als Insektizid. Es wird in Europa heute wegen seiner starken Toxizität eher selten angewendet.

Aufnahme

Antimon-Verbindungen werden meist oral oder in feinstofflicher Form auch über Inhalation in den Körper gebracht. Verschlucktes Antimon wird wesentlich langsamer vom Körper aufgenommen als inhaliertes.

Wirkung

Aufgenommene Antimon-Verbindungen reichern sich vorwiegend in Leber, Milz, Nieren und Knochen an, aber auch in anderen stark durchbluteten Organen. Dort führen sie auf Dauer, je nach Ablagerungsmenge, zu Schädigungen der betroffenen Organe. In Extremfällen geht dies bis zum Versagen der Organfunktionen.

Symptome

Nach Aufnahme toxischer Mengen ähnelt die Symptomatik der einer Vergiftung mit Arsen. Am schnellsten stellen sich die Symptome nach oraler Aufnahme ein. Starke Vergiftungen zeigen sich durch Lähmung der Kapillaren im Bereich des großen Eingeweidenervs (*Nervus splanchnicus major*). Der Patient klagt über Übelkeit und durchdringenden Metallgeschmack im Mund. Erbrechen und starker Durchfall mit Blutauswurf stellen sich ein, dazu kommen Krämpfe, Kopfweh und Gliederschmerzen als Begleitsymptome. Der Blutdruck sackt ab. Es kann zum tödlichen Kollaps kommen. Bei nicht tödlichem Verlauf sind oft bleibende Schäden an Leber, Nieren und Herzmuskeln die Folge. Diese können auch erst nach längerer Zeit zum Tod führen.

Sofortmaßnahmen

Beim Verdacht einer akuten Antimon-Vergiftung ist sofort der Notarzt zu rufen. Bis zu dessen Eintreffen gilt es, die Vitalfunktionen des Patienten zu erhalten.

Therapie

Nach oraler Aufnahme kleinerer Mengen kann Erbrechen ausgelöst und eine Magenspülung durchgeführt werden. Auch Zusatz von Aktivkohle ist hilfreich. Die meisten Antimon-Verbindungen werden nur langsam über die Nieren ausgeschieden. Man geht davon aus, dass innerhalb einer Woche nur etwa 30 Prozent der resorbierten Menge ausgeschieden wird. So lassen sich noch Wochen nach der Aufnahme Reste im Urin nachweisen. Eine kontrollierende Nachtherapie ist in jedem Fall erforderlich.

Beryllium

Beryllium ist ein Leichtmetall, das in seiner Metallform hart und spröde ist. Es wird industriell als metallischer Werkstoff oder Legierungszusatz verwendet. Für die Herstellung von Röntgenröhren, -strahlungsdetektoren, elektrischen Kontaktfedern, Zündkerzen und in verschiedenen Bereichen der Kernfusionstechnik ist heute Beryllium eine wichtige Komponente.

Giftige Anteile

Toxisch bedeutsam sind Staub und Dampf des Metalls, die hauptsächlich bei der Bearbeitung entstehen. Bei chronischer Aufnahme kann es zu Ablagerungen im Körper kommen, die auf Dauer Krebs erregen können.

Aufnahme

Meist werden feinste Partikel durch Inhalation oder oral aufgenommen, seltener große Mengen. Die Resorption erfolgt über die Lunge und den Magen-Darm-Trakt. Ein Teil der aufgenommenen Menge wird über die Nieren ausgeschieden, Reste lagern sich in Lunge, Leber, Knochen und Lymphknoten ab und werden dort gespeichert. Nach neuen wissenschaftlichen Erkenntnissen lagert sich Beryllium aus dem Boden auch in Tabakpflanzen und Tomaten ab und kann so beim Rauchen oder über das Essen in kleinsten Anteilen in den Körper gelangen.

Wirkung

Die chronische Aufnahme kleinster Mengen kann über Jahre ohne erkennbare Wirkungen bleiben. Erst nach längerer Latenzzeit können sie zur Tumorbildung beitragen. Gefährlicher ist dabei das in der Lunge abgelagerte Beryllium. Es kann sich daraus über Jahre hinweg eine bösartige Form der Staublunge entwickeln, Berylliose genannt.

Symptome

Werden größere Mengen inhaliert, was hauptsächlich bei der Metallbearbeitung möglich ist, kommt es rasch zu Reizungen der oberen Atemwege. Husten, Würgen und Atemnot sind häufige Symptome. Es kann zu Fieber kommen. In den meisten Fällen klingen diese Symptome nach einigen Tagen wieder ab. Ist dies nicht der

Fall und der Husten bleibt, kann eine Lungenentzündung (Pneumonie) mit allen dazugehörigen Symptomen entstehen. Nach Aufnahme besonders hoher Konzentrationen sind auch Störungen des Zentralnervensystems sowie der Nieren- und Herz-Kreislauf-Funktionen möglich.

Sofortmaßnahmen

Nach Aufnahme toxischer Mengen über die Lunge sollte der Verletzte rasch aus dem Gefahrenbereich gebracht, ruhig gelagert und mit ausreichend frischer Luft versorgt werden. Die weitere Therapie sollte ein Arzt übernehmen.

Nach oraler Aufnahme wie oben handeln, dann aber auf Magenentleerung einwirken.

Therapie

Zur Therapie nach Beryllium-Inhalation kann mit Glucocorticoiden inhaliert werden. Wichtig ist die warme Lagerung zum Schutz des Körpers vor Wärmeverlust. Die Therapie nach oraler Aufnahme richtet sich nach aufgenommener Menge und Zustand des Patienten. In vielen Fällen reichen Magenspülung und einige Tage lang Schleimkost bereits aus.

Bor

Bor ist als Halbmetall mit großer industrieller Anwendungsbreite und als Spurenelement im menschlichen Organismus bekannt. Die Funktionen als Spurenelement sind noch nicht alle erforscht. In der elementaren Form werden vor allem die hohe Zugfestigkeit und die große Härte geschätzt. Verwendung findet Bor als Bestandteil von Legierungen, in Sonnenbatterien, Feuerwerkskörpern und Raketentreibstoff oder als harte Komponente in Polier- und Glasschneidemitteln. Auch in der Nukleartechnik ist Bor bekannt. In der Raumfahrt dient es in Uranbatterien – weiterhin auch als Neutronenabschirmung – und in Lagergefäßen in diesem Arbeitsbereich. Borverbindungen finden sich in nahezu allen Bereichen unseres Lebens: in feuerfesten Glaswaren, Waschmitteln, Keramikglasuren, Bremsbelägen, Holz- und Pflanzenschutzmitteln, thermischen Isolierungen, Düngemitteln, kosmetischen Produkten und medizinischen Anwendungen.

Giftige Teile

Elementares Bor ist toxisch nicht relevant. Einige Borverbindungen sind hochtoxisch. Dies betrifft vor allem Borate, Borsäure und Bortrioxid.

Aufnahme

Häufig werden Borverbindungen oral oder über verletzte Hautstellen aufgenommen, seltener inhaliert. Bei Aufnahme über Wunden gilt der Grundsatz: je großflächiger die Verletzung, desto gefährlicher die Aufnahmemenge. Werden mehr als 100 mg am Tag aufgenommen, können sich Vergiftungen einstellen.

Wirkung

Borverbindungen wirken meist auf Stoffwechselprozesse und den Elektrolythaushalt ein. Borane bremsen wichtige Funktionen des zentralen Nervensystems ab.

Symptome

Geraten Borverbindungen in offene Hautwunden oder in großer Konzentration auch auf unverletzte Haut, bilden sich dort oft Blasen. Flüssige Borane rufen Entzündungen hervor.

Nach oraler Aufnahme werden zuerst Reizerscheinungen im Magen-Darm-Trakt auftreten. Es kommt zu Übelkeit, Bauchweh, Brechdurchfall, Kopfschmerzen, Schwindel, Unruhe und Muskelzucken. Krämpfe können auftreten, ebenso kann es zu Lähmungserscheinungen kommen. In Extremfällen kann der Betroffene auch ins Koma fallen. Atemlähmungen und Blutdruckabfall treten ein, es kommt zu Herzrasen (Tachykardie). Innerhalb von 48 Stunden kann der Tod durch Kreislaufversagen eintreten.

Sofortmaßnahmen

Sind Borverbindungen auf die Haut geraten, sollten die betroffenen Hautstellen unverzüglich gründlich abgewaschen werden. Bei Boranen sollte nach Möglichkeit dazu eine leichte Salmiak-Lösung (3 %) verwendet werden. Danach tritt die normale Wundversorgung ein.
Nach oraler Aufnahme toxisch relevanter Mengen sollte Erbrechen provoziert werden. Danach sind Magenspülung und Aktivkohlegaben sinnvoll. Dies sollte aber von einem Arzt vorgenommen werden, der dann noch *Natrium sulfuricum* verordnen kann.

Therapie

Nachfolgende Therapien richten sich nach dem Grad der Vergiftung und dem Zustand des Patienten. Häufig müssen Elektrolythaushalt und das Säure-Basen-Gleichgewicht korrigiert werden. Auch medikamentöse Behandlung neurologischer Probleme kann erforderlich sein.

Brom

Brom ist ein sogenanntes Halogen und unter Normalbedingungen eine braunrote Flüssigkeit, die an der Luft schnell verdampft. Dabei bilden sich stechend riechende, toxische Dämpfe. Festes Brom ist dunkel und wird unter Kälteeinwirkung heller. Die Ester und Salze der Bromsäure werden als Bromate bezeichnet. Diese können sich auch bei der Trinkwasseraufbereitung bilden und stehen im Verdacht, krebserregend zu sein. In der Industrie werden sie als Oxidationsmittel verwendet. Andere Verwendungen für Brom finden sich als Flammschutzmittel, in der Schädlingsbekämpfung (Methylbromid), in der Fotoindustrie (Silberbromid), in Tränengas (Monobromaceton) oder bei der Herstellung von Autoreifen. In der Medizin wurden früher Bromide als Bestandteile von Beruhigungsmitteln (Sedativa) und als Krampflöser (Antikonvulsivum) verwendet.

Giftige Teile

Brom ist in seiner elementaren Form stark ätzend und hoch toxisch. Die Bromdämpfe haben ähnlich toxische Eigenschaften wie Chlor.

Aufnahme

Meist als Folge von Unachtsamkeit oder Unfällen gerät Brom auf die Haut. Bromdämpfe können inhaliert werden. Die orale Aufnahme von Bromiden ist dagegen meist harmloser.

Wirkung

Bei Hautkontakt entstehen meist tiefe Verletzungen (Nekrosen), die nur schlecht heilen. Werden Bromdämpfe inhaliert, sind die Folgen ähnlich wie bei Chlor. Orale Aufnahmen, vor allem wenn sie einmalig bleiben, sind weniger gefährlich.

Symptome

Brom führt auf der Haut meist zuerst zu einer Blasenbildung, der dann wegen der hohen Fettlöslichkeit tiefe Wunden folgen. Je größer die betroffenen Hautstellen sind, desto langwieriger und schmerzhafter sind die Verletzungen.

Inhalierte Dämpfe führen oft erst zeitlich verzögert zu Husten, Atemnot und Erstickungsanfällen. Es kann sich eine Lungenentzündung entwickeln und in der Folge Lungenödeme.

Nach oraler Aufnahme wird Brom normalerweise über die Nieren wieder ausgeschieden. Nur bei extrem hohen Dosen oder gestörter Nierenfunktion ist mit toxischen Reaktionen zu rechnen. Gleiches gilt auch, wenn die Ausscheidungsfunktionen der Nieren durch Arzneistoffe gestört werden. Die Symptome liegen, neben Übelkeit und Erbrechen, meist im nervlichen Bereich. Erregung, Koordinationsprobleme und Verwirrtheit sind möglich, in Extremfällen auch Lähmungen.

Sofortmaßnahmen

In der Nähe von Arbeitsplätzen, an denen mit Brom hantiert wird,

stehen meist Behälter mit leichter Natriumthiosulfatlösung (3 %) bereit. Diese kann verschüttetes Brom oder Bromwasserstoff gut binden. Auch kleine Spritzer sollten damit unverzüglich entfernt werden, damit es nicht zu Hautkontakt kommt. Sind Hautverletzungen entstanden, sollte möglichst schnell ein Arzt aufgesucht werden.
Nach Inhalation von Dämpfen wie bei Chlor.
Nach oraler Aufnahme sollte rasch Erbrechen ausgelöst werden. Dies kann mit leichter Kochsalzlösung unterstützt werden.

Therapie

Hautverletzungen werden so lange behandelt, bis sie völlig abgeheilt sind. Die Therapie von Lungenproblemen richtet sich nach den auftretenden Symptomen.

Cadmium

Cadmium ist ein seltenes weiches Metall, das nur bei der Verhüttung von Zink, Blei oder Kupfer anfällt. Es ist hoch toxisch und gilt als krebserregend. Diese Gefahren wurden lange Zeit nicht erkannt, und so gelangten in den Industrieländern große Cadmiummengen in die Böden, was eine große Umweltbelastung darstellt. Heute hat diese Belastung zwar in den Industrieländern abgenommen, nicht aber wirklich weltweit. Durch Umverlagerung von Schwermetallbetrieben in Länder der Dritten Welt und nach China oder Indien nimmt die Bodenbelastung nun dort zu. Da im Rahmen der Globalisierung viele Nahrungsmittel aus solchen Regionen auch auf dem europäischen Markt landen, hat sich die Gesamtsituation nicht so positiv geändert, wie es viele Politiker glauben wollen.

Giftige Teile

Cadmium ist in allen Formen hoch toxisch. Die Aufnahme von mehr als 40 mg löslichen Cadmium-Verbindungen kann tödlich sein.

Aufnahme

Cadmium gelangt vor allem über die Nahrungs- und Genussmittel in den Organismus. Besonders hoch sind Fische, Meeresfrüchte, Gemüse und Reis belastet, aber auch Tabakpflanzen. Im Arbeitsalltag sind vor allem Metallarbeiter und andere Arbeitnehmer gefährdet, die mit Cadmium zu tun haben. Sie können Cadmium chronisch über die Haut, oral oder als Dämpfe über die Lunge aufnehmen. Dies gilt vor allem für Menschen, die in Schwellenländern arbeiten, in denen nicht so hohe Sicherheitsstandards angelegt werden wie in der EU. Die Aufnahme von Cadmiumdämpfen birgt besondere Gefahren. Häufig werden diese Dämpfe nicht rechtzeitig erkannt, weil sie weder stark riechen noch sofort Reizwirkungen auslösen.

Wirkung

Man geht heute davon aus, dass Cadmium die Zellen so stark schädigt, dass diese sich nicht mehr selbst reparieren können und eine Art vorprogrammierten Zelltod (Apoptose) erleiden. Bestimmte Verbindungen des Cadmiums verändern darüber hinaus Proteine und wirken negativ auf endokrine Botenstoffe. Chronische Cadmiumbelastung des Körpers kann zu Hoden-, Prostata-, Lungen- und Nierenkrebs führen.

Symptome

Nach oraler Aufnahme stellen sich in kurzer Zeit Übelkeit, Bauchweh, Erbrechen, Durchfall, Blutdruckabfall und Krämpfe ein. Das Risiko, einen Kollaps zu erleiden, ist groß. Nach Aufnahme größerer Dosen sind Störungen der Leber- und Nierenfunktionen nicht selten. Auch Knochen, Lunge und Gehirn können geschädigt werden.

Wurden Cadmiumdämpfe inhaliert, stellt sich häufig nach einiger Zeit Trockenheit im Mund- und Rachenbereich ein. Es kommt zu leichten Reizerscheinungen der Atemwege, gefolgt von Übelkeit, Erbrechen, Kopfschmerzen und Schwindel. Fieber kann auftreten.

Ein erkennbares Lungenödem entwickelt sich meist erst am darauffolgenden Tag. In den nächsten Tagen stellen sich dann erste lebensbedrohliche Symptome ein. Herz-Kreislauf-Probleme, Leber- und Nierenfunktionsstörungen und eine starke Lungenentzündung oder Bronchiolitis sind möglich.

Sofortmaßnahmen

Für Arbeitnehmer, die unter chronischer Cadmiumaufnahme leiden, ist der Wechsel des Arbeitsplatzes die erste und wichtigste Maßnahme, will man möglicherweise bereits entstandene Gesundheitsschäden nicht verschlimmern. Auch die richtige Nahrungsmittelauswahl kann hilfreich sein.

Nach oraler Aufnahme toxisch relevanter Mengen möglichst rasch Erbrechen provozieren und den Arzt informieren. Dieser kann dann umgehend eine Magenspülung vornehmen oder chirurgisch einwirken. Die Sicherstellung der Vitalfunktionen sollte stets mitbeachtet werden.

Bei Inhalation größerer Dosen ist unverzüglich der Notarzt zu rufen und der Verletzte aus der Gefahrenzone zu bringen.

Therapie

Die Therapie richtet sich stets nach Art und Menge der Aufnahme und dem Zustand des Patienten. Sie ist den Symptomen anzupassen und nach Bedarf individuell auf den akuten Zustand abzustimmen.

Chlor

Chlor ist ein Halogen, das unter Normalbedingungen gasförmig auftritt. In natürlicher Form kommt es im Erdreich nur in Verbindungen mit anderen Stoffen vor. Diese Verbindungen werden Chloride genannt. Chlor ist aber auch ein für den Organismus wichtiger Mineralstoff, der zu den Mengenelementen gehört und auch dort als Chlorid benötigt wird. Es dient als Katalysator für das

Gleichgewicht alkalischer Säuren im Blut, wirkt im Zusammenspiel mit Kalium und Natrium, ist an der Regulierung des osmotischen Drucks mitverantwortlich, unterstützt Leberfunktionen und ist an der Magensäure-Produktion beteiligt.
Industriell zählt Chlor zu den wichtigsten Grundchemikalien. Es wird zur Desinfektion sowohl dem Gebrauchs- und Trinkwasser als auch dem Beckenwasser in Badeanstalten zugesetzt. Man findet Chlor in vielen Bleichmitteln, bei der Plastikherstellung und der Schädlingsbekämpfung. In der Medizin wurde früher Chlorkalk auch bei Präparaten zur Hautentgiftung verwendet. Chloramine werden auch heute noch in starken Desinfektions- und Entgiftungsmitteln verwendet.

Giftige Teile

Toxisch besonders bedeutungsvoll ist Chlorgas. Wegen seiner hohen Giftigkeit wurde es noch im Ersten Weltkrieg als Kampfgas eingesetzt. Heute ist flüssiges Chlor in Stahlflaschen im Handel und wird zum Einsatz in gesicherten Behältern aufbewahrt. Dennoch kommt es immer wieder zu Unfällen durch austretendes Chlorgas. Häufig sind Badeanstalten und Arbeitsplätze in der verarbeitenden Industrie davon betroffen.
Chlor kann mit vielen Stoffen gefährliche Reaktionen erzeugen. Hierzu zählen unter anderen Ammoniak, Butan, Ether, Kohlenmonoxid, Methan, Propan und Wasserstoff. Chlorite bilden mit Säuren Chlordioxid.

Aufnahme

Die häufigsten Unfälle mit Chlor werden durch Inhalation verzeichnet, gefolgt von Hautverletzungen. Orale Aufnahme von chlorhaltigen Stoffen ist eher selten.

Wirkung

Chlorgas bildet auf feuchten Schleimhäuten Salzsäure, die ätzend auf die betroffenen Stellen einwirkt und alle bei Salzsäure bekannten Wirkungen auslösen kann.

Symptome

Die rasch eintretenden Reizerscheinungen auf der betroffenen Schleimhaut sind von der aufgenommenen Dosis abhängig. Bei leichteren Chlorgasvergiftungen tränen oft rasch die Augen, die Atemwege werden gereizt, es stellt sich Übelkeit ein, und Kopfschmerzen machen sich bemerkbar. Dies kann bereits bei der Aufnahme von Konzentrationen geschehen, die noch knapp unter der in Deutschland geltenden Norm für Arbeitsplätze von 0,5 ppm (= 1,5 mg/Kubikmeter Luft) liegen. Bei größeren Aufnahmemengen verstärken sich die Reizerscheinungen. Starker Husten, Übelkeit, manchmal Erbrechen und Atemnot setzen ein. Wirken hohe Dosen über längere Zeiträume hinweg auf den Körper ein, erschwert sich die Atemtätigkeit (Dyspnoe). Haut, Schleimhäute, Lippen und Finger können sich blau färben (Zyanose). Der Tod kann durch Herz- oder Kreislaufversagen eintreten. Werden extrem hohe Konzentrationen einmalig eingenommen, kann es zum Verschluss der Atemwege durch einen Stimmritzenkrampf (Glottiskrampf) kommen, mit Atemstillstand als Folge.

Gerät flüssiges Chlor auf die Haut, erzeugt es dort Reizungen und Hautschädigungen, aus denen sich Ekzeme bilden können. Diese heilen meist schlecht ab. Ein bekanntes Hautproblem nach Einwirkung von chloriertem Kohlenwasserstoff ist die Chlorakne, die vorwiegend an den nicht durch Kleidung geschützten Hautbereichen auftritt.

Sofortmaßnahmen

Bei jeder Form der Einwirkung von Chlorgas ist die betroffene Person unverzüglich aus dem Gefahrenbereich zu entfernen und der Notarzt zu informieren. Bis zu dessen Eintreffen und der Klärung des genauen Befundes sollte der Patient ruhiggestellt und horizontal gelagert werden. Mit einer Decke vor Wärmeverlust schützen.

Therapie

Bei Chlorgas-Einwirkungen richtet sich die Therapie nach dem je-

weiligen Schweregrad. Bei leichteren Fällen werden oft Glucocorticoid-Inhalationen verordnet oder solche mit Kamillenteedampf. Bei allen an den Bronchien in Folge einer Vergiftung auftretenden Symptomen wie etwa Reizungen, Entzündungen, Verschleimung, Krämpfen etc. werden Broncholytica gegeben. Das sind Medikamente, die vor allem zur Krampflösung der Bronchialmuskulatur und bei Asthma verwendet werden.
Mögliche Herz-Kreislauf-Probleme sind ebenso zu beachten wie ein gestörtes Säure-Basen-Gleichgewicht. Ebenso müssen die Funktionen von Lunge, Nieren und des Zentralnervensystems überwacht werden.
In schweren Vergiftungsfällen erfolgt die Behandlung auf einer Intensivstation mit den dort verfügbaren Mitteln.

Cobalt

Cobalt ist ein Schwermetall, das in seiner elementaren Form hauptsächlich als Zusatz in Legierungen verwendet wird. Es wird anderen Metallen zugesetzt, um so Verschleißfähigkeit und Hitzeempfindlichkeit zu erhöhen. In anderen Formen wird Cobalt bei der Emailbeschichtung, der Farbherstellung und als Glasurzusatz genutzt. Als Spurenelement ist es für den menschlichen Organismus essentiell. Es ist ein wichtiger Bestandteil von Vitamin B_{12} (Cobalamin) und an der Bildung roter Blutkörperchen beteiligt. Der Körper kann es nicht selbst produzieren, folglich muss es mit der täglichen Ernährung zugeführt werden. Natürliche Quellen sind vor allem Fleisch, Meeresfrüchte und Milch. Die benötigten Tagesmengen sind sehr gering. Man geht davon aus, dass 2 bis 3 µg am Tag ausreichen. Überdosierungsprobleme mit dem Spurenelement sind nicht bekannt. In der Medizin wird Cobalt als Bestandteil von speziellen Medikamenten eingesetzt, die den Hämoglobinwert bei Anämiepatienten senken (Antianämika). In hohen Dosierungen verwendet man das Metall auch als Antiserum bei Blausäurevergiftungen.

Giftige Teile

Toxikologisch relevant sind vorwiegend Staub und Feinpartikel, die bei der Verarbeitung des Schwermetalls entstehen. Auch lösliche Cobaltsalze können Gesundheitsschädigungen auslösen.

Aufnahme

Cobalt-Verbindungen werden über den Magen-Darm-Trakt nur langsam resorbiert. Nach Inhalation schreitet die Aufnahme über die Lungen etwas schneller voran. Die Ausscheidung erfolgt über die Nieren, kleine Mengen werden auch über den Darm entsorgt.

Wirkung

Neben lokalen Gewebeschäden bei Aufnahme größerer Mengen entwickeln sich meist Lähmungen der Gefäßmuskulatur. Gleichzeitig kommt es zu zentralnervösen Wirkungen. Als Spätfolgen sind Schäden der Herzmuskulatur und Erhöhung des Krebsrisikos möglich.

Symptome

Nach oraler Aufnahme oder Inhalation toxischer Mengen können Verätzungen in Mund und Rachen, Magen und Darm entstehen. Parallel dazu stellen sich Übelkeit, Erbrechen und schwere Leibschmerzen ein. Die Körpertemperatur kann stark ansteigen (Hyperthermie). Es kommt zu Herzrasen und Blutdruckabfall, das Atmen ist erschwert, Lähmungen treten auf, Krämpfe und letztendlich Tod durch Atemlähmung oder Kollaps sind möglich.

Sofortmaßnahmen

Nach oraler Aufnahme sollte man den Patienten umgehend aus dem möglichen Gefahrenbereich entfernen und viel Flüssigkeit zuführen. Den Betroffenen bis zum Eintreffen eines Arztes möglichst ruhighalten!

Therapie

Bei Staubinhalation gelten die ersten therapeutischen Maßnahmen der Behandlung der Reizsymptome und der möglichen Entfernung der Staubpartikel. Schwere Vergiftungen müssen je nach Zustand des Patienten intensivmedizinisch behandelt werden.

Dopingmittel

Als Doping wird im allgemeinen Sprachgebrauch eine nicht legale Leistungssteigerung verstanden. Der Begriff wurde früher hauptsächlich für den Bereich des Spitzensports verwendet. Heute wird aber auch bei den sportlichen Amateuren kräftig gedopt, wie zahlreiche Untersuchungen belegen. Nach neuen Publikationen dopen inzwischen auch ganz normale Arbeitnehmer. In Deutschland sollen es Millionen sein, wie man einer im Februar 2009 veröffentlichten Umfrage der DAK entnehmen kann. Die Gründe liegen auf der Hand. Steigerung der Leistungsfähigkeit und ein positives, aktives Erscheinungsbild sollen zur Sicherung des Arbeitsplatzes beitragen. Oft werden auch Arbeitsstress, Mobbing und nervliche Belastungen als Gründe genannt. Den meisten Menschen, ob Sportler oder nicht, ist völlig unklar, welche gesundheitlichen Risiken sie dabei eingehen. Während der Normalbürger beim eigenen Doping relativ anonym bleibt, wird in vielen Sportverbänden aktiv gegen Doping vorgegangen. Zur weltweiten Koordinierung von Kontrollen und als übergeordnete Instanz wurde 1999 die WADA (World Anti-Doping Agency) in Lausanne gegründet. Heute hat sie ihr Hauptquartier im kanadischen Montreal. Sie initiierte den World Antidoping Code, der permanent aktualisiert wird. In ihm sind die Wirkstoffgruppen und Methoden aufgeführt, die als Dopingmittel gelten und verboten sind. Zu den bekanntesten Dopingmitteln gehören:

Anabolika – Hierbei handelt es sich um anabole (körpereigenes Gewebe aus Eiweißstoffen aufbauende) Wirkstoffe, die in der Viehzucht auch als Mastmittel bekannt sind. Sie zählen zu den am meisten verwendeten Dopingmitteln. Die bekanntesten sind Testosteron und entsprechende synthetische Steroidhormone. Sie werden vorwiegend im Kraftsport und bei Bodybuildern eingesetzt, um die Muskelmasse drastisch zu erhöhen, sind aber auch in anderen Sportarten nicht unbekannt. Für den Amateurbereich und andere am Muskelaufbau interessierte Menschen werden vermehrt im Internet Testosteron-Vorstufen wie DHEA (Dihydroepiandrostendion) oder Designer-Steroide wie TGH (Tetrahydrogestrinon) angeboten. Solche Produkte aus Asien oder Osteuropa sind mit Vorsicht zu betrachten, da sie in unserem Land nicht frei handelbar sind und wegen mangelnder Hygiene bei der Herstellung verunreinigt sein können.

Diuretika – sind eigentlich wasserabbauende Stoffe, die keine direkte Leistungssteigerung hervorrufen. Sie werden vor allem in Sportarten eingesetzt, bei denen nach Gewichtsklassen eingeteilt wird, aber auch als Schlankheitsmittel missbraucht. In starken Dosierungen sind sie in der Lage, einen großen Wasserabbau innerhalb weniger Stunden hervorzurufen. So verringert sich das Gewicht, kann aber durch Zuführung von Flüssigkeit rasch wieder angehoben werden. Bei vielen Kampfsportarten wird in den niedrigen Gewichtsklassen so für das offizielle Wiegen das benötigte niedrige Gewicht erreicht, während man später wieder sein höheres Kampfgewicht hat. Außerdem werden sie zur Tarnung anderer Dopingmittel eingesetzt. Durch Verdünnung des Harnstoffes sollen so bei Kontrollen die Konzentrationen anderer Dopingsubstanzen im Urin gesenkt werden.

EPO (Erythropoetin) – wird als Modedroge im Ausdauersport bezeichnet, ist aber bereits seit vielen Jahren, anfänglich völlig unentdeckt, im Einsatz. Vor allem der Radsport geriet mit seinen zahlreichen Dopingskandalen durch EPO in Verruf. Es war das erste bekanntgewordene Mittel zum Blutdoping. Da man die Substanz mit modernen Verfahren inzwischen im Blut nachweisen kann, wurde EPO durch sogenannte EPO-Mimetika ersetzt. Das sind synthetische Substanzen, die ähnliche Wirkungen hervorrufen können, ohne dabei sofort als Dopingmittel identifiziert zu werden. Das einem Sportler zuvor entnommene Blut wird mit solchen Substanzen angereichert und ihm bei Bedarf wieder zugegeben. Im Alltag der Spitzensportler sind die Doping-Wissenschaftler den Kontrolleuren derzeit immer einen Schritt voraus. Wird ein neuer Stoff entdeckt, ist bereits ein anderer in Arbeit.

Stimulanzien – allgemein auch als Aufputschmittel bekannt – sind die ältesten bekannten Dopingmittel. Bereits in der Antike waren verschiedene Extrakte aus Pflanzen für ihre aufputschenden Wirkungen bei Athleten beliebt. Bekannteste Vertreter dieser Gruppe sind seit der ersten Hälfte des 20. Jahrhunderts die Amphetamine.

Aufnahme

Anabolika werden häufig oral aufgenommen oder injiziert.

Diuretika werden zu Dopingzwecken meist injiziert, aber auch oral eingenommen.

EPO und ähnliche Substanzen werden heute meist per Bluttransfusion zugesetzt.

Wirkung

Anabolika wirken auf den Eiweißstoffwechsel und steigern so den Aufbau von Muskelmasse. Parallel dazu vermindert sich der Anteil von Körperfett und die Ausdauerfähigkeit steigert sich. Nicht gewünscht sind die androgenen Nebenwirkungen auf die inneren und äußeren Geschlechtsmerkmale. Im Körper des Mannes wird das überschüssige Testosteron teilweise in das weibliche Hormon Östrogen umgewandelt. Regelmäßige Testosteron-Zugaben führen so zu einer Verweiblichung mit wachsendem Busen und sinkender Samenproduktion. Bei der Frau führen Testosteron-Zugaben zur

Vermännlichung. Diese wird oft durch eine tiefere Stimme und Bartwachstum rasch erkennbar. Weitere Nebenwirkungen für alle sind psychische Veränderungen wie gesteigerte Reizbarkeit, Sinken der persönlichen Hemmschwelle und starker Aggressionsdrang. In Extremfällen kommen Halluzinationen hinzu. Es können Hautreizungen und Akne auftreten, erhöhter Blutdruck, Anstieg der Verletzungsgefahr bei Sehnen und Bändern und auf Dauer anhaltende Schädigung der Leber.

Diuretika schwemmen das Wasser aus dem Körper. Sie werden medizinisch bei verschiedenen Nieren- oder Leberstörungen eingesetzt sowie als Zusatztherapeutikum bei Bluthochdruck, Herz- und Niereninsuffizienz, Leberzirrhose oder zur raschen Ausschwemmung von Toxinen. Die Nebenwirkungen bei häufiger Anwendung sind neben Austrocknung vor allem Salz- und Mineralstoffmangel, Blutdrucksenkung, vermehrte Thrombosebildung und Impotenz (erektyle Disfunktion) beim Mann.

EPO wirkt überall im Körper an den sogenannten EPO-Rezeptoren im Gewebe und vor allem an den Stammzellen im Knochenmark. So fördert EPO die Produktion der roten Blutkörperchen. Das wiederum führt zu einem erhöhten Sauerstofftransport im Blut.

Symptome

Nach längerem Missbrauch, aber auch nach akuter Überdosierung sind Probleme im Elektrolythaushalt, Übelkeit, Kopfweh, Störungen der Muskelfunktionen mit Krämpfen, Hautprobleme, Herz-Kreislauf-Erkrankungen, Herzinfarkt, Leberversagen und psychische Probleme die häufigsten Symptome.

Sofortmaßnahmen

Die wichtigste Sofortmaßnahme bei erkanntem Missbrauch von Dopingmitteln ist das sofortige Absetzen dieser Präparate.

Therapie

Therapien bei Missbrauch von Dopingmitteln richten sich nach der jeweiligen Substanz und den verursachten Symptomen.

Umweltgifte und andere Alltagsrisiken

Arsen

Arsen ist ein Halbmetall, das im Boden in geringen Konzentrationen vorkommt. Es fällt aber auch als Nebenprodukt bei der Gewinnung von Blei, Cobalt, Gold und Kupfer an. Industriell wird es für Legierungen, bei der Farbenherstellung, in der Glasindustrie, zum Konservieren von Fellen und als Insekten- oder Unkrautvernichtungsmittel verwendet. Arsentrichlorid wird als Ausgangsprodukt für pharmazeutische Präparate, aber auch zur Herstellung chemischer Kampfstoffe eingesetzt. In der Medizin gilt Arsen bereits seit der Antike in kleinen Dosen als Heilmittel. In der ersten Hälfte des vergangenen Jahrhunderts wurde es in Afrika erfolgreich gegen die Schlafkrankheit eingesetzt. Der um 1950 entwickelte Arzneistoff Melarsoprol wird, obwohl hoch toxisch, in Ermangelung geeigneter Alternativen auch heute noch gegen die Schlafkrankheit (*Afrikanische Trypanosomiasis*) verordnet. Zu Beginn des vorigen Jahrhunderts setzte man erstmals auch gegen eine andere Seuche der damaligen Zeit ein arsenhaltiges Mittel ein: Mit Arsphenamin wurde eine Arsenverbindung erfolgreich gegen die Syphilis verwendet. Seit Beginn des 21. Jahrhunderts wird ein in den USA entwickeltes Präparat bei der Leukämie-Therapie verordnet. Versuche mit Arsenverbindungen als Chemotherapeutika hat man inzwischen weitgehend eingestellt. In der Homöopathie ist *Arsenicum album* in hochpotenzierter Form im Gebrauch. In der Traditionellen Chinesischen Medizin (TCM) werden die Arsensulfide bei der Herstellung verschiedener Naturarzneien genutzt. Ob Arsen ein für den Menschen wichtiges Spurenelement ist, konnte noch nicht ausreichend geklärt werden. Man geht aber davon aus, dass eine Menge von maximal 50 µg am Tag völlig ausreicht. Für einige Tierarten ist Arsen essenziell. Bei Pflanzen erhöht es den Kohlenhydrat-Umsatz.

Vorkommen

Arsen kommt überall in der Natur in kleinsten Mengen vor. Durch die Industrialisierung und die Verwendung als Pestizid-Bestandteil hat sich der Anteil von Arsen in den Nahrungsmitteln merklich erhöht.

Giftige Teile

Das elementare Arsen ist als reine Substanz ungiftig. Hochtoxisch sind vor allem Arsin, Arsenik und andere anorganische Arsen-Verbindungen. Für den Menschen gelten je nach Körpergewicht 60 bis 170 mg Arsenik als tödliche Dosis. Bei sogenannten Arsen-3- und Arsen-5-Verbindungen liegen diese Werte niedriger.

Aufnahme

Der Mensch nimmt täglich Arsen über die Nahrung auf. Diese Mengen sind normalerweise toxisch nicht besonders relevant, wenn die Lebensmittel nicht extrem hochbelastet sind. Wesentlich giftiger sind arsenhaltiger Staub, Insektizide oder durch illegale Entsorgung ins Wasser gelangte Abfälle. Die Aufnahme kann über die Haut, oral oder durch Inhalation erfolgen. Die Resorption über den Magen-Darm-Trakt geschieht relativ rasch. Die Ausscheidung erfolgt über Nieren, Darm, Drüsen, Haut, Nägel und Haare.

Wirkung

Arsen hemmt verschiedene wichtige Stoffwechselvorgänge. Bei Aufnahme toxischer Mengen werden Kapillargefäße gelähmt, und es kommt zu lokalem Gewebezerfall. Die Blutgefäße werden erweitert. Es kommt zu vermehrtem Austritt von Körperflüssigkeiten aus Gefäßen im Darmbereich (Transsudation). Darüber hinaus können die Milzkanäle verstopfen und toxische Organschäden akut oder als Spätfolgen auftreten.

Symptome

Die Symptome einer akuten Arsenvergiftung zeigen sich meist in

Form von Schleimhautreizungen, Übelkeit, Erbrechen, Krämpfen, Atemnot, inneren Blutungen, blutigem Durchfall, gestörten Nierenfunktionen bis zum völligen Organausfall und Kreislaufstörungen oder komplettem Versagen des Kreislaufs. Ein Blutdruckabfall kann rasch auftreten, der in verstärkter Form zum Kollaps führt. In jeder Phase kann der Betroffene ins Koma fallen. Parallel dazu kann es zu Bewusstseinsstörungen, Verwirrtheit oder Halluzinationen kommen. Der Tod tritt oft erst nach 12 bis 24 Stunden durch Atemstillstand oder Kreislaufversagen ein.

Sofortmaßnahmen

Bei akuten Arsenvergiftungen kann nur der Notarzt helfen.

Therapie

Bei nicht tödlichem Verlauf kann sich eine Rekonvaleszenz äußerst schleppend gestalten. Häufige Probleme sind Folgeerkrankungen, die erst nach Tagen oder Wochen auftreten und dann in die Therapie integriert werden müssen. Besonders zu erwähnen sind dabei Funktionsstörungen der Leber und neurologische Probleme (Polyneuritis).

Barium

Barium ist ein sogenanntes Erdalkalimetall, das in seiner elementaren Form silbrig-weiß und glänzend aussieht. In seiner Metallform ist es leicht entzündlich und kaum toxisch. Barium-Verbindungen sind dagegen stark toxisch. Der industrielle Einsatz von metallischem Barium ist nicht besonders groß. Man findet aber in vielen Haushalten noch ältere TV-Geräte, bei denen Barium zur Aufrechterhaltung des Vakuums in den Bildröhren verwendet wird. Es wird auch metallischen Legierungen zugesetzt. Als Oxidationsmittel, Wäscheappretur, als Frostschutzmittel, in der Leder- und Bauindustrie, der Pyrotechnik und früher auch als Rattengift sind

Barium-Verbindungen weit verbreitet. Als unlösliches Kontrastmittel wird Bariumsulfat beim Röntgen im Magen-Darm-Trakt eingesetzt. Bereits die kleinste Verunreinigung durch Bariumcarbonat kann hierbei zu schlimmen Vergiftungen führen.

Vorkommen

In der Natur kommt reines Barium nicht elementar vor. Es wird hauptsächlich in Schwerspat (Baryl) oder Witherit (Bariumcarbonat) gefunden.

Giftige Teile

Alle säure- oder wasserlöslichen Barium-Verbindungen sind toxisch. Für den Arbeitsbereich wurden deshalb Maximalwerte festgelegt. So liegt die maximale Arbeitsplatzkonzentration bei 0,5 mg je Kubikmeter. Wie tödlich eine Dosis ist, richtet sich nach der Löslichkeit der jeweiligen Barium-Verbindung und der Aufnahme. Wie unterschiedlich diese Werte sein können, zeigen zwei Beispielwerte. Für Bariumcarbonat liegt die letale Dosis für Erwachsene bei oraler Aufnahme zwischen 0,5 und 4 mg, für Bariumchlorid bei 800 bis 900 mg.

Aufnahme

Toxisch relevante Barium-Mengen werden oral oder inhalativ aufgenommen. Dies geschieht entweder bei der Arbeit in Betrieben, in denen Barium verarbeitet wird oder die in der Nähe solcher Verarbeitungsstätten liegen. In deren Nähe kann auch Barium über das Trinkwasser aufgenommen werden, wie zahlreiche Messungen inzwischen nachweisen. Ausgeschieden wird Barium über den Darm, ein Teil lagert sich aber auch in Knochen und Muskeln ab.

Wirkung

Direkt nach der Aufnahme werden die betroffenen Schleimhäute gereizt. Die Durchlässigeit der Zellmembranen der Muskulatur wird erhöht, gleichzeitig steigert sich die Muskelkontraktion. Als direkte Folge sinkt die Herzfrequenz und der Blutdruck steigt an. Muskelkrämpfe können ebenfalls auftreten.

Symptome

Nach der oralen Aufnahme toxischer Mengen kommt es meist innerhalb einer Stunde zu Hustenreiz, Übelkeit, Erbrechen, Leibschmerzen, Durchfall, Schwindel und Koliken. Der Körper übersäuert, Blutunterdruck stellt sich ein, und es kommt zu Atemnot. Die Muskeln im Bereich von Hals und Nacken sowie der oberen Extremitäten versteifen sich. Der Puls wird unregelmäßig, dabei kann es zur dramatischen Verminderung der Herzschlagfrequenz (Bradykardie), aber auch zu Herzrasen (Tachykardie) kommen. Es treten Krämpfe auf. Der Tod kann letztendlich als Folge eines Herz-Kreislauf-Versagens eintreten.

Chronische Aufnahme kleinerer Bariummengen, zum Beispiel über das Trinkwasser, kann – über Jahre hinweg unentdeckt – zu irreversiblen Schäden an Nieren, Leber und Muskeln führen.

Sofortmaßnahmen

Bei akuter Aufnahme größerer Mengen sollte so schnell wie möglich *Natrium sulfuricum* gegeben werden. Dadurch wird im Körper lösliches Barium zu unlöslichem Bariumsulfat gewandelt. Die hierfür benötigten Mengen werden in den internationalen Fachpublikationen leicht unterschiedlich angegeben. Sie bewegen sich zwischen 20 und 30 g auf 200 ml Wasser. Bei Kindern sollten nicht mehr als 0,25 g je Kilo Gewicht verordnet werden. Danach Erbrechen auslösen und weitere Maßnahmen durch einen Arzt anordnen lassen.

Therapie

Bei den folgenden Therapieschritten sind der Zustand des Patienten und die Schwere der auftretenden Symptome mit entscheidend. Vor allem gilt es, die Vitalfunktionen ständig zu kontrollieren.

Blei

Blei ist ein Schwermetall, das sich im 20. Jahrhundert immer mehr zur Belastung für die Umwelt entwickelt hat. Wie die meisten Schwermetalle ist es giftig. Etwa 60 Prozent des gesamten Weltbedarfs werden heute rund um die Autoindustrie benötigt, knapp 20 Prozent gehen in die chemische Industrie, der Rest wird in anderen Industriebereichen verwendet.

Einen großen Anteil an der Umweltverschmutzung hatte das ursprünglich verbleite Automobil-Benzin. Seit dem Jahr 2000 ist das allerdings in der EU verboten. Blei darf aber weiterhin dem Flugbenzin zugesetzt werden. Hinzu kommt die Belastung der Luft durch Bleistaub, der bei den bleierzeugenden und -verarbeitenden Betrieben entsteht. Im privaten Bereich kann aber auch leicht Bleistaub entstehen, wenn man zum Beispiel alte Mennige-Anstriche mit Flex oder Sandstrahler entfernt. Positiv hat sich in den vergangenen Jahren das Bleiverbot für Benzin auf die Luftverschmutzung ausgewirkt. Auch andere Schutzmaßnahmen greifen langsam. So hat sich die Bleiverseuchung von Gewässern in den vergangenen Jahren um mehr als 60 Prozent gesenkt. Hohe Bleibelastung der Böden findet sich heute nur noch um Betriebe, die mit Blei arbeiten oder als Altlasten dort, wo früher solche Betriebe ansässig waren. Probleme im Boden können auch noch durch alte Kabel mit Bleiummantelung entstehen. Bei Trinkwasser führen veraltete Leitungen aus Blei zu einer Verunreinigung, doch solche Leitungen werden immer seltener. Leider werden diese Senkungen der Bleibelastung hauptsächlich in den EU-Staaten verzeichnet. In Asien, Afrika und den osteuropäischen Staaten werden die Maßnahmen zum Umweltschutz weit weniger konsequent umgesetzt. Da aber weder Wind noch Regenwolken sich an Ländergrenzen halten, bringt der sogenannte saure Regen weitere Umweltgifte, darunter auch Blei, in unsere Böden ein. Von dort gelangen sie über

Pflanzen und Tiere in unsere Nahrungskette. Zudem landen – bedingt durch den globalen Handel – heute auch stärker verseuchte Lebensmittel aus den vorgenannten Regionen in unseren Läden. Im Alltagsleben ist die chronische Aufnahme von geringen Mengen Blei aus der Umwelt für die meisten Menschen inzwischen zur nahezu unumgänglichen Realität geworden.

Vorkommen

Blei ist als reines Metall äußerst selten. Meist wird es aus Bleierzen gewonnen. Heute hat aber das Recycling den ersten Platz in der Bleigewinnung übernommen.

Giftige Teile

Blei ist in elementarer Form weniger, in Verbindungen toxisch stärker relevant. Für akute Vergiftungen beim Menschen sind heute vor allem Staub oder Dampf aus Bleiverbindungen verantwortlich, die in Bearbeitungsbetrieben entstehen.
Chronische Vergiftungen mit dauerhafter Gesundheitsschädigung sind häufige Folgen permanenter Belastung des Körpers mit kleinen Mengen des Umweltgiftes Blei.

Aufnahme

Akute Aufnahme von Staub oder Dampf über die Haut ist weniger gefährlich, da meist nur lokale Reizerscheinungen entstehen. Staub- oder Dampfinhalation sowie orale Aufnahme dieser Stoffe sind toxisch relevanter, weil die Resorption wesentlich rascher fortschreitet. Zudem lagern sich in der Folge schwer lösliche Bleiphosphate in den Knochen ab. Von dort können sie durch Stress oder andere Situationen aktiviert werden.

Wirkung

Blei im Körper führt häufig dazu, dass sich Fasern der glatten Muskeln verkürzen (Muskelazidose). Als direkte Folgen entstehen häufig Krämpfe, bevorzugt im Darmbereich. Es treten Stoffwechselstörungen und Schädigungen am Nervensystem auf. Leberschäden und Hepatitis sind ebenfalls möglich.

Symptome

Die ersten Symptome nach Aufnahme akuter toxischer Bleimengen treten meist zeitlich verzögert auf. Zwischen Aufnahme und ersten Beschwerden können mehrere Stunden vergehen. Typisch sind: Metallgeschmack im Mund, Übelkeit, Bauchschmerzen, Erbrechen, Koliken und Blutdruckabfall. Dem Patienten bricht kalter Schweiß aus, und der Kreislauf beginnt zu kollabieren.

Chronische Aufnahme über längere Zeiträume hinweg führt zu typischen Symptomen. Hierzu zählen Muskelprobleme an den Fingern und Händen bis hin zur Lähmung, Schreibstörungen, Nieren- und Leberschädigungen. Bei betroffenen Kindern macht sich auch allgemeine Schwäche und Müdigkeit breit, sie werden lustlos und schwach. Hinzu kommen oft Lern- und Schreibprobleme in der Schule.

Sofortmaßnahmen

Sofortmaßnahmen sind kaum möglich, da selbst eine akute Bleivergiftung meist erst Stunden später Probleme bereitet. Deshalb sollte nach Aufnahme einer größeren Dosis der nächste Arzt aufgesucht werden, um den Grad der Vergiftung festzustellen. Die beste Sofortmaßnahme liegt allerdings in der Prävention: Am Arbeitsplatz alle Sicherheitsbestimmungen beachten und bei der Auswahl von Lebensmitteln besonders sorgfältig auf Qualität und Herkunftsland achten.

Therapie

Die Behandlung einer Bleivergiftung richtet sich vor allem nach der aufgenommenen Menge und den eintretenden Symptomen. Zur genauen Diagnose sollten Röntgenbilder vom Bauchbereich erstellt werden. In vielen leichteren Vergiftungsfällen helfen bereits das Auslösen von Erbrechen, eine Magenspülung und die Gabe einer leichten Natriumsulfat-Lösung oder von Aktivkohle.

Dioxine

Im allgemeinen Sprachgebrauch werden verschiedene chemische Verbindungen als Dioxine bezeichnet, die bei thermischen und chemischen Prozessen unter Beteiligung von Chlor und organischen Chlorverbindungen entstehen. Man unterteilt sie in zwei Gruppen, die ähnlich aufgebaut sind, PCDD (Polychlorierte Dibenzodioxine) und PCDF (Polychlorierte Dibenzofurane). Als giftigste Einzelverbindung, allgemein auch oft nur Dioxin genannt, gilt das sogenannte »Seveso-Gift« 2,3,7,8-TCDD (2,3,7,8-Tetrachlordibenzodioxin) oder kurz TCDD. Im Sommer 1976 traten während eines Unfalls 1 bis 3 kg dieses Giftes aus einem Bearbeitungsbetrieb nahe der italienischen Stadt Seveso bei Mailand aus und verseuchten ein etwa 6 km^2 großes Gelände mit hoher Bevölkerungsdichte. Mehr als 3000 Kleintiere starben wenige Tage nach dem Unfall. Wie viele Menschen bis heute durch das Unglück zu Tode kamen, ist nicht geklärt. Ebenso ist unklar, wo der verseuchte Abfall aus 41 Stahlfässern geblieben ist, der 1982 abtransportiert wurde. Er war verschwunden, tauchte 1983 in Frankreich wieder auf, kam in die Schweiz und soll nach unbestätigten Aussagen aus dem Jahr 1993 in Deutschland auf einer Deponie gelandet sein.

Vorkommen

Bis zum Seveso-Unglück war man sich der großen Gefahr bei vielen thermischen und chemischen Arbeitsvorgängen nicht richtig bewusst. Erst in den Folgejahren wurden Eisenhütten und andere metallverarbeitende Betriebe, Müllverbrennungsanlagen und Großöfen mit entsprechenden Filtern versehen. Da Dioxine aber besonders langlebige organische Giftstoffe sind, werden sie in der Natur kaum abgebaut. Spuren sind überall vorhanden. An Staubpartikel gebunden und durch Rauch in die Atmosphäre getragen, überwinden sie in der Luft auch große Strecken. Durch die Nahrungskette nehmen wir alle mehr oder weniger Dioxine auf.

Giftige Teile

Alle Dioxine sind hoch toxisch. Am giftigsten ist TCDD. Es gibt keine offiziellen Werte für tödliche Dosen, da sie bis heute nicht bekannt sind. Auch die Werte für Tageshöchstmengen werden international völlig unterschiedlich publiziert. Ergebnisse aus Laborversuchen mit Kleintieren sind auf den Menschen nicht direkt anwendbar, da die meisten Tiere wesentlich empfindlicher auf Dioxine reagieren als der Mensch.

Aufnahme

Dioxin wird vorwiegend über die Schleimhäute aufgenommen, zum Teil aber auch über die Haut, wenn sie intakt ist.

Wirkung

Die toxische Wirkung der Dioxine beruht auf der Fähigkeit, sich an ein Zellprotein bei Mensch und Tier binden zu können, das AhR (Aryl-Hydrocarbon-Rezeptor) genannt wird. Gemeinsam lagern sich Protein und Dioxin an der DNA an. Daraufhin werden vermehrt Enzyme produziert, die Fremdstoffe abbauen. Dies führt zu Störungen an Haut, Gewebe und Nerven. Zusätzlich schädigt es die Leber massiv. Weiterhin wird in der Wissenschaft diskutiert, dass Dioxine auch an Rezeptoren binden können, die für den Wachstumsfaktor (EGF) zuständig sind. Dadurch sind Auswirkungen auf den Vitamin-Stoffwechsel und die Schilddrüsenhormone möglich.

Symptome

Je nach aufgenommener Menge können sich nach Stunden, aber auch erst nach Tagen Hautveränderungen zeigen. Vor allem die Chlorakne wird immer wieder genannt. Wie diese aussieht, konnte die ganze Welt im Jahr 2004 am Beispiel des ukrainischen Politikers Wiktor Juschtschenko sehen. Er leidet seit der Zeit an den Folgen eines Giftanschlags mit Dioxin. Weitere typische Symptome sind Stoffwechsel- und Immunsystemstörungen, Leberschädigungen und Reizungen der Atemwege.

Sofortmaßnahmen

Das unverzügliche Verbringen des Patienten in eine Spezialklinik ist die einzig sinnvolle Sofortmaßnahme.

Therapie

Bis heute ist bei einer akuten Vergiftung noch keine funktionierende Entgiftungsmöglichkeit bekannt. Medizinische Fachpublikationen raten zu Gaben von Alkohol oder Paraffinöl, doch sind die Ergebnisse solcher Therapieformen noch nicht wissenschaftlich nachgewiesen.

Düngemittel

Düngemittel, kurz Dünger genannt, ist der Sammelbegriff für Substanzen und Gemische, die den Nährstoffgehalt von Kulturpflanzen erhöhen sollen. Die bei der Herstellung am häufigsten verwendeten Komponenten sind Stickstoff, Kalium und Phosphor. Sie werden sowohl einzeln als auch in verschiedenen Mischungen mit anderen Substanzen angeboten und den mineralischen Düngerformen zugerechnet. Organische Düngemittel werden meist aus Abfällen wie Fisch- und Knochenmehl, Humus, Guano und anderen organischen Produkten hergestellt. Sie sind toxisch wenig relevant, sofern sie nicht hoch mit Dioxin belastet sind. Mineralische Düngemittel sind normalerweise für den Menschen auch nicht besonders giftig, wenn nur kleine Mengen aufgenommen werden und genau bekannt ist, um welches Stoffgemisch es sich handelt. Probleme toxischer Art bereiten meist überlagerte Düngemittel und solche ohne genaue Inhalts- und Herstellerangaben.

Vorkommen

Düngemittel werden heutzutage überall verwendet. In Agrarbetrieben mit dem Bio-Siegel darf allerdings nur organischer Dünger eingesetzt werden. Dies gilt für die meisten EU-Länder, nicht aber für China, Indien, Russland und andere Lieferanten solcher Produkte außerhalb der EU, wie im November 2007 in vielen Medien nachzulesen war. Leider funktionieren die vorgegebenen Kontrollen für Bio-Importprodukte in der Praxis nur mangelhaft. Der Geschäftsführer der Stiftung Ökologie und Landbau in Bad Dürkheim, Dr. Uli Zerger, wurde von der dpa wie folgt zitiert: »Es ist schwer, die Händler im Ausland zu kontrollieren, ob sie auch wirklich nach den Öko-Richtlinien produzieren und auf Pestizide verzichten. Bei Importen aus Russland oder China kann man nur darauf vertrauen, dass die Kontrollpapiere korrekt sind.«

Giftige Teile

Bei Düngemitteln unbekannter Zusammensetzung können zahlreiche Mineralstoffe zugesetzt sein, dabei leider auch solche, die für den Menschen schädlich sind. Auch Arsen und Rückstände von Pestiziden können enthalten sein. Die exakte Toxizität solcher Mischungen lässt sich nur nach genauer chemischer Analyse bestimmen.

Aufnahme

Wenn Düngemittel aufgenommen werden, so geschieht dies meist oral oder durch Inhalation. Auf der Haut sind nur in Extremfällen schädliche Reaktionen zu verzeichnen.

Wirkung

Eine akute Aufnahme größerer Mengen an Dünger, dessen Zusammensetzung nicht genau bekannt ist, ruft meist lokale Schäden hervor.

Symptome

Am wahrscheinlichsten sind dann Schwellungen und Rötungen der betroffenen Schleimhäute und schmerzhafte Reizerscheinungen der Atemwege. Möglich sind Blutdrucksenkung und Herz-Kreislauf-Probleme. Parallel können Schwächeanfälle und Lähmungserscheinungen auftreten, ebenso Störungen von Leber,

Nieren und Stoffwechsel, beim Immunsystem und im Elektrolythaushalt.

Sofortmaßnahmen

Ist die Haut oder ein Auge betroffen, sofort unter fließendem Wasser gut ausspülen. Nach oraler Aufnahme viel Flüssigkeit geben. In jedem Fall einen Arzt rufen und eine Probe des entsprechenden Produkts sichern.

Therapie

Eine Therapie kann erst erarbeitet werden, wenn die Zusammensetzung des aufgenommenen Düngemittels möglichst genau ermittelt ist. Bis dahin gelten alle therapeutischen Maßnahmen der Symptomlinderung und der Aufrechterhaltung aller Vitalfunktionen.

Methanol

Methanol ist ein einwertiger Alkohol, auch Methylalkohol oder Holzgeist genannt. Er wird als billiger Zusatz bei Lösungsmitteln, Brennspiritus, Farben, Klebstoff, Abbeizmitteln, für Präparate zur Holz- und Lederbearbeitung und als Treibstoff oder Zusatz für Rennmotoren verwendet. In einigen osteuropäischen Ländern, in Afrika und Teilen Asiens wird Methanol auch als Zusatz für alkoholische Getränke genutzt. Dies führt immer wieder zu schweren Vergiftungen und Todesfällen. In der EU gelten strenge Verordnungen, die solche Zusätze in Getränken verbieten. Deshalb werden diese gefährlichen Alkoholika bei uns eher selten gefunden.

Vorkommen

Methanol wird industriell gewonnen. Als Rohstoffe dienen heute Erdgas, Ölrückstände, Benzin, Kohle, Kohlenstoffdioxid und Wasserstoff. Bei der Destillation von Alkohol fällt Methanol als Nebenprodukt an.

Giftige Teile

Die Toxizität lässt sich nicht einfach in festen Werten darstellen. Sie ist stark abhängig von der aufgenommenen Menge, Konzentration, individueller Situation und dem Zustand der betroffenen Person zum Zeitpunkt der Aufnahme. Besonders gefährdet sind Kinder und Jugendliche. Die letale Dosis wird auch durch die Magenfüllung, die Empfindlichkeit des Patienten und die gleichzeitige Aufnahme anderer Alkohole bestimmt. Als allgemeingültiger Basiswert gilt, dass Blutspiegelwerte von mehr als 1g/l tödlich sein können.

Aufnahme

Methanol wird vorwiegend oral oder als Inhalation aufgenommen, in kleineren Mengen auch über die Haut. Die Resorption erfolgt sowohl über die Atemwege als auch über den Magen-Darm-Trakt. Die Halbwertzeit beträgt zwischen 6 und 10 Stunden.

Wirkung

Methanol wirkt ähnlich wie Alkohol, jedoch stärker. Bei Kindern können bereits niedrige Dosen zu Erblindung führen, bei Erwachsenen reichen 5 bis 15 ml aus.

Symptome

Nach massiver Aufnahme über Mund oder Lungen treten an den betroffenen Stellen der Schleimhäute leichte Reizerscheinungen auf. Danach hat man es mit der gleichen Symptomatik zu tun wie unter Alkohol. Sehstörungen verstärken sich innerhalb einiger Stunden bis hin zur möglichen Erblindung. Innerhalb von 2 bis 3 Tagen kann sich der Körper stark übersäuern (Azidose). Die Körpertemperatur sinkt, der Blutdruck ebenfalls, die Erregung nimmt zu, und es kommt zu Krämpfen. Der Tod kann durch Atemlähmung, Kollaps oder Ödemen in Lunge und Gehirn eintreten. Nach überstandener Methanolvergiftung sind Dauerschäden oft die direkte Folge.

Sofortmaßnahmen

Bei oraler Aufnahme kleinerer Mengen hilft meist Erbrechen. Weitere Therapierschritte sind nicht erforderlich. Werden toxisch relevante Mengen getrunken oder inhaliert, so ist sofort der Notarzt zu rufen. Dieser wird die Giftentfernung als Primärmaßnahme einleiten.

Therapie

Die darauffolgende Therapie richtet sich nach der aufgenommenen Menge und dem individuellen Zustand des Patienten.

Nickel

Nickel ist ein Metall, das bereits vor Jahrtausenden bekannt war und in einigen Regionen »weißes Kupfer« genannt wurde. Heute wird Nickel vorwiegend aus Eisenerzen gewonnen, die auch hohe Kupferanteile enthalten. Industriell wird das Metall fast ausschließlich in Legierungen verwendet. In der Biologie ist Nickel als Mineralstoff bekannt, der für viele Pflanzen und Mikroorganismen lebenswichtig ist. Für den Menschen konnte dies bisher nicht nachgewiesen werden. Wissenschaftlich belegt ist allerdings, dass alleine in Deutschland etwa 2 bis 4 Millionen Menschen an einer Nickelallergie leiden. Ein kleiner Teil dieser auf Nickel äußerst sensibel reagierenden Menschen ist so empfindlich, dass sogar die geringen Nickelspuren in Nahrungsmitteln allergische Reaktionen auslösen können.

Vorkommen

Nickel ist in verschiedenen Mineralerzen enthalten. Spuren finden sich aber auch in pflanzlichen Nahrungsmitteln und in belasteten Böden rund um metallverarbeitende Betriebe.

Giftige Teile

Weniger gefährlich sind Nickelsalze. Weitaus giftiger ist Nickeltetracarbonyl. Dieses ist ein Zwischenprodukt bei der Gewinnung von reinem Nickel nach dem sogenannten Mond-Verfahren.

Aufnahme

Nickelsalze werden über die Haut oder oral aufgenommen. Nickeltetracarbonyl, kurz Nickelcarbonyl, wird meist inhaliert.

Wirkung

Nickelsalze sind wenig giftig. Sie rufen meist nur allergische Reaktionen wie die Nickelallergie hervor.

Wird Nickelcarbonyl inhaliert, kann dies anfänglich unbemerkt geschehen, da es geruchlos ist und keine rasch bemerkbaren Reizwirkungen erzeugt. Dennoch treten bereits zu dem Zeitpunkt erste Schleimhautreizungen auf, und die Lungenbläschen und -kapillare werden geschädigt, ebenso die feinen Kapillare im Gehirn.

Symptome

Rasch nach Inhalation von Nickelcarbonyl setzen Übelkeit, Schwindel und Kopfschmerzen ein. Die Körpertemparatur steigt, Pulsschlag und Atemfrequenz erhöhen sich. Mit zeitlicher Verzögerung von einer Stunde bis zu zwei Tagen können Atemstörungen mit starken Hustenanfällen, eine schwere Lungenentzündung und Erbrechen auftreten. Haut, Schleimhäute und Lippen können sich blau färben (Zyanose). Erregungszustände stellen sich ein, es kommt zu Krämpfen und Hirnödemen. Innerhalb der folgenden Woche kann der Tod durch Hirn- oder Lungenödeme, Herz-Kreislauf-Versagen oder Atemstillstand eintreten.

Sofortmaßnahmen

Bei leichten Fällen oraler Aufnahme von Nickelsalzen hilft meist Trinken von reichlich Milch oder Wasser. Danach den Zustand durch einen Arzt kontrollieren lassen.

Nach Nickelcarbonyl-Inhalation gilt es, den Patienten umgehend aus der Gefahrenzone zu entfernen und sofort ruhigzustellen. Dabei sollte die Eigensicherung stets beachtet werden. Das Rufen des Notarztes ist ebenso erforderlich wie stationäre Weiterbehandlung.

Therapie

Die Therapieformen bei akuter Nickelvergiftung beginnen bei der

Gabe von Aktivkohle und reichen bis hin zur intensivmedizinischen Behandlung. Sie richten sich immer nach Art und Menge der toxischen Stoffe, lebensbedrohenden Symptomen und Allgemeinzustand des Patienten.

PCP

PCP ist die gebräuchliche Kurzform für Pentachlorphenol, einem Phenol-Derivat. PCP wurde bis Ende der 1980er Jahre vor allem in Holzschutz-, Schädlingsbekämpfungs- und Desinfektionsmitteln verwendet. Auch in der Leder- und Textilindustrie war es ein weitverbreiteter Zusatzstoff. 1989 wurde in Deutschland verboten, Produkte herzustellen, in Verkehr zu bringen und zu verwenden, die mehr als 5 mg/kg PCP enthalten. In den vergangenen Jahren konnte PCP aber vermehrt in Textilien und Lederwaren aus Schwellen- oder Drittländern nachgewiesen werden. Vor allem bei Kleidungsstücken aus Naturfasern war dies der Fall. Das lässt darauf schließen, dass in den Ursprungsländern auch weiterhin PCP bei Schädlingsbekämpfung und Konservierung eingesetzt wird.

Vorkommen

PCP wird durch Chlorierung von Phenol oder durch Hydrolyse von gechlortem Benzol (Hexachlorbenzol) hergestellt.

Giftige Teile

PCP ist ein hochtoxischer und für die Umwelt schädlicher Stoff. Die für einen Erwachsenen tödliche Dosis liegt bei 2 g. Auch geringere Mengen können bei chronischer Aufnahme zu schweren Folgeschäden führen.

Aufnahme

PCP kann über die Haut und oral aufgenommen und über Haut und Schleimhäute rasch resorbiert werden.

Wirkung

PCP wirkt hauptsächlich auf die Atmungskette. Es entkoppelt dort die Mitochondrien der Zellen. Als direkte Folge kommt es zu Atemstörungen, Blutdruckproblemen und Glucoseanstieg im Blut (Hyperglykämie).

Symptome

Der symptomatische Verlauf nach akuter Aufnahme toxischer Mengen ist sehr schmerzhaft. Haut und Schleimhäute werden verätzt und bilden Schorf. Übelkeit, Magenkrämpfe, Erbrechen und starker Durchfall folgen. Der Blutdruck steigt massiv an, ebenso die Herzfrequenz. Die Atmung wird hektisch, es kommt zu Kreislaufstörungen. Der Tod kann durch Herzversagen eintreten.
Bei chronischer Aufnahme sind vorwiegend Blasen- und Nierenschäden sowie eine Erhöhung des Krebsrisikos zu erwarten.

Sofortmaßnahmen

Bei akuter PCP-Vergiftung ist generell der Notarzt erforderlich. Bis zu dessen Eintreffen den Patienten möglichst ruhigstellen.

Therapie

Therapieformen richten sich nach dem jeweiligen Zustand des Patienten, wobei die Aufrechterhaltung der Atmung und der anderen Vitalfunktionen im Vordergrund stehen sollte.

Pestizide

Siehe Pestizid-Rückstände.

Phosphor

Phosphor ist ein Mineral, das in der Natur nur in gebundener Form vorkommt. In der Erde ist es am häufigsten als Phosphat anzutreffen. Das muss aber nicht immer natürlich entstanden sein, wenn man bedenkt, dass jährlich rund 90 Millionen Tonnen Phosphat zur Herstellung von Dünger verwendet werden. Phosphor ist heute in vier unterschiedlichen Modifikationen bekannt, die nach ihrer Farbe benannt werden. So gibt es weißen, roten, violetten und schwarzen Phosphor. Jedes Mal ist die Kristallstruktur aber anders. In der Praxis wird zuerst immer weißer Phosphor produziert, der dann in die jeweils benötigte Form umgewandelt wird. Diese Modifikationen werden industriell in chemischen Laboren, zur Herstellung von Pflanzenschutzmitteln, als Weichmacher, Flammschutzmittel, für die Herstellung von Streichhölzern, in der Pyrotechnik oder als Trockenmittel genutzt. Aus biologischer Sicht sind Phosphorverbindungen für alle Lebewesen essenziell. Als Mengenelement ist es ein Baustein der menschlichen Erbsubstanz und kommt in jeder Körperzelle vor. Es ist am Aufbau von Knochen und Zähnen beteiligt, an zahlreichen Stoffwechselvorgängen und an der Regulierung des Säure-Basen-Haushalts.

Vorkommen

Außer in Mineralien kommt Phosphor auch in Ablagerungen von Vogelkot einiger Meeresvögel vor. Bekannt ist der sogenannte Guano auf einigen Pazifikinseln, der als natürlicher Dünger sehr beliebt ist. Die für den menschlichen Organismus wichtigen Kleinmengen werden normalerweise über die Nahrung aufgenommen. Als gute natürliche Quellen gelten Fisch, Fleisch, Milch, Hülsenfrüchte und Vollkornprodukte.

Giftige Teile

Am gefährlichsten für akute Vergiftung sind weißer Phosphor und Phosphorwasserstoff, der aus Phosphiden freigesetzt wird. Roter Phosphor führt eher zu chronischen Vergiftungsfolgen.

Aufnahme

Weißer Phosphor wird über die Haut, oral oder als Inhalation aufgenommen. Resorbiert wird er über den Verdauungstrakt und die

Atemwege. Phosphorwasserstoff gelangt zumeist über die Lungen in den Körper und wird sehr rasch resorbiert.

Wirkung

Phosphor wirkt auf zahlreiche Stoffwechselprozesse ein und schädigt vor allem die Ausscheidungsorgane Leber und Nieren, mit allen daraus entstehenden Folgen.

Symptome

Auf der Haut verursacht weißer Phosphor Wunden, wie sie auch bei Verbrennungen zweiten oder dritten Grades entstehen.

Nach oraler Aufnahme toxisch relevanter Mengen weißen Phosphors treten anfänglich stärker werdende Magenschmerzen auf. Es kommt zu Aufstoßen, Würgen und Erbrechen. Blutiger Brechdurchfall ist möglich. Es kann relativ rasch zu Schockzuständen und Kollaps kommen. Allerdings kann sich der Patient nach den ersten Symptomen auch für eine kurze Zeit besser fühlen. Danach treten die erstgenannten Symptome erneut, diesmal aber verstärkt auf.

Es kommt zur Gelbfärbung von Haut, Schleimhäuten und Bindehaut der Augen (Ikterus). Je früher sich dieser Zustand einstellt, desto schlechter der Therapieverlauf. Die Leber vergrößert sich deutlich. Es kommt zu Haut- und Schleimhautblutungen, Erregungszuständen, Krämpfen und Delirium. Der Tod kann innerhalb weniger Tage eintreten, meist als Folge einer Herz-Kreislauf-Insuffizienz oder durch ein Leberkoma.

Nach Inhalation von weißem Phosphor treten die zuvor genannten Symptome innerhalb von 24 bis 48 Stunden ein. Parallel kann sich eine schwere Lungenentzündung entwickeln.

Sofortmaßnahmen

Nach akuter Aufnahme toxisch relevanter Mengen sollte unbedingt sofort ein Arzt gerufen werden. Dieser kann dann eine Magenspülung vornehmen und eventuell auftretende Schockreaktionen richtig einschätzen.

Therapie

Jede Therapie richtet sich nach der aufgenommenen Modifikation oder dem Gemisch, der Dosis und dem Zustand des Patienten. Sicherung der Vitalfunktionen und Linderung der oft schmerzhaften Symptome stehen dabei meist im Vordergrund.

Quecksilber

Quecksilber ist das einzige im Elementarzustand flüssige Metall. Es zählt zu den Schwermetallen und sieht in der flüssigen Form silbrig glänzend aus. Es verdunstet bereits bei Zimmertemperatur und ist deshalb besonders gefährlich für den Menschen. Die weltweit bekannteste Verwendungsform für das Metall ist das Thermometer. Mit anderen Metallen bildet Quecksilber Amalgame, die wir zum Beispiel als Zahnfüllungsstoffe kennen. Als Beschichtung von speziellen Lampen wie Höhensonnen, Quarzlampen, Leuchtstoffröhren oder Energiesparlampen ist das Metall ebenso verbreitet wie in Batterien und Knopfzellen. Bis in die 1980er Jahre wurde Quecksilber auch als Beizmittel für Saatgut verwendet, dann aber in Europa verboten. In der Heilkunde war Quecksilber noch zu Beginn des 20. Jahrhunderts ein in Salben gegen Geschlechtskrankheiten oft verwendeter Zusatz. Auch andere Therapieformen bedienten sich des flüssigen Metalls. Frauenleiden, Magen- und Darmverschlüsse oder schlecht heilende Wunden wurden damit behandelt, wobei mehr Patienten vergiftet als geheilt wurden.
Da Quecksilber in unserer modernen Welt in großen Mengen freigesetzt wird, lagern sich erhebliche Mengen in Gewässern und dem Erdboden ab. Über die Nahrungskette gelangt deshalb – besonders durch belastete Böden – so viel Quecksilber in den Körper, dass es bei chronischer Aufnahme zu schweren Langzeitschäden kommen kann.

Vorkommen

Meist wird Quecksilber heute in mineraler Form aus Cinnabarit, umgangssprachlich auch Zinnober genannt, gewonnen. Ein geringer Anteil der Jahresproduktion stammt auch aus Recycling.

Giftige Teile

Quecksilber ist generell giftig. In der Praxis erweisen sich vor allem anorganische Quecksilbersalze und organische Quecksilber-Verbindungen als Vergiftungsauslöser. Metallisches Quecksilber ist weniger toxisch.

Aufnahme

Quecksilber kann sowohl oral als auch über die Haut oder durch Inhalation aufgenommen werden. Es wird über Schleimhäute, Verdauungstrakt, Atemwege und die Haut unterschiedlich rasch resorbiert.

Wirkung

Ist nur die Haut betroffen, treten akut meist nur bei besonders empfindlichen Menschen allergische Reaktionen auf. Da die Ausscheidung resorbierter Anteile über Nieren und Darm nur langsam erfolgt, kann es bei großen Dosen in der Folge zu Organschäden kommen.

Die anorganischen Salze und die organischen Verbindungen blockieren bestimmte Bestandteile von Eiweißen oder Fermenten. Neben Nieren- und Leberschäden kann auch das Gehirn betroffen sein, Gehirnödeme sind möglich.

Symptome

Nach oraler Aufnahme anorganischer Salze stellen sich rasch Übelkeit und Erbrechen ein. Die betroffenen Schleimhautbereiche schwellen an, schmerzen und bekommen einen weißlich grauen Belag. Metallgeschmack macht sich im Mund breit. Es kommt zu Durchfällen, die blutig werden können. Der Blutdruck fällt ab, und es besteht die Gefahr eines Kreislaufkollaps.

Wurden organische Verbindungen aufgenommen, zeigen sich vorwiegend zentralnervöse Symptome. Es kommt zu mehr oder weniger stark ausgeprägten Erregungszuständen, Motorikproblemen, Störungen beim Schlucken, Sprechen, Hören und Sehen. In Extremfällen kann auch Kammerflimmern auftreten. Als Spätfolgen können sich neurologische Probleme oder die Minamata-Krankheit bemerkbar machen. Die Mitte der 1950er Jahre erstmals in Japan entdeckte Krankheit wird ausschließlich durch Vergiftungen mit Quecksilber-Verbindungen hervorgerufen. Minamata gilt heute als Synonym für die unkontrollierte Entsorgung von Quecksilber und die daraus entstehenden Umweltrisiken.

Sofortmaßnahmen

Nach Aufnahme von metallischem Quecksilber über die Haut oder oral sollten eventuell noch vorhandene Reste sofort entfernt werden. Verteiltes Quecksilber kann mit Hilfe von Iodkohle inaktiviert werden. Kein Erbrechen provozieren, stattdessen hilft die Gabe von Aktivkohle.

Sind Quecksilber-Verbindungen oral aufgenommen worden, möglichst viel Flüssigkeit zuführen und einen Arzt rufen.

Therapie

Zur Bestimmung des Therapieverlaufs nach akuter Quecksilbervergiftung ist es wichtig zu wissen, was in welcher Form und wie hoher Dosis aufgenommen wurde.

Risiken erkannt heißt Gefahr gebannt

Es ist selbst für einen Fachmann nicht immer einfach, die aufgetretenen Symptome einer Vergiftung zuzuordnen. Für medizinische Laien ist es noch wesentlich schwieriger. Man sollte sich deshalb selbst etwas genauer über die Leitsymptomatik von Vergiftungen informieren. So kann man beim Auftreten solcher Symptome dem erstbehandelnden Arzt mögliche Hinweise geben und sich auch besser auf die Anamnesefragen vorbereiten. Bei akuten Vergiftungen können wenige Minuten bereits über Gesundung oder schwere Schädigung entscheiden. Bei sich schleichend entwickelnden Vergiftungen können solche Angaben den Arzt auf einen möglichen Diagnoseweg bringen, den er aufgrund der vorliegenden Symptome möglicherweise nicht sofort erkannt hat. Das trifft vor allem auf Patienten zu, die regelmäßig Medikamente einnehmen oder gerade eine Umstellung der Medikamentierung vornehmen. Nachfolgend sind die bekanntesten Kardinalsymptome in zwei Gruppen eingeteilt. Bei der ersten Gruppe handelt es sich um Symptome, die lebensbedrohlich sind und Sofortmaßnahmen zur Sicherung der Vitalfunktionen erforderlich machen. In der zweiten Gruppe sind sonstige Kardinalsymptome aufgeführt. Diese Symptome deuten aber nur dann auf einen Vergiftungsfall hin, wenn andere Krankheitszustände als Auslöser ausgeschlossen sind oder ein akuter Vergiftungsfall bereits bekannt ist.

Kardinalsymptome Gruppe 1

Anaphylaktischer Schock

Ein anaphylaktischer Schock ist die stärkste allergische Sofortreaktion. Erste Anzeichen dafür sind ein Brennen im Zungen- und

Rachenbereich. Sehr schnell treten dann Juckreiz, Ödeme, Angstgefühle, Engegefühle, Herzrasen und rascher Blutdruckabfall auf. In der Folge kann das Herz-Kreislauf-System lebensbedrohlich zusammenbrechen.
Auslöser:
Bei Allergikern können es die unterschiedlichsten Stoffe und Substanzen sein, die einen anaphylaktischen Schock auslösen können. Sind Allergien ausgeschlossen, können Histamine und andere biogene freisetzende Substanzen verantwortlich sein.

Atembeschwerden

Mögliche toxische Stoffe: Codein, Heroin, Morphin und andere Opiate. Aromatische Amine, Chlorate, Nitrite und Nitrobenzol. Häufig paaren sich Atembeschwerden und *Zyanosen*.

Anticholinerges Syndrom

Hierbei handelt es sich um einen krankhaften Zustand des vegetativen Nervensystems. Der Parasympathikus, auch Nervus vagus genannt, wird hierbei ausgeschaltet und kann seine dämpfenden Funktionen nicht mehr ausüben. So entstehen unterschiedliche Symptome wie etwa Angst, Unruhe, Verwirrtheit, Krampfbildung oder Halluzinationen, die vom Gehirn ausgehen. Hinzu treten aber auch körperlich auffällige Symptome wie Hautrötungen, Fieber, trockener Mund, Schluckbeschwerden, Sehstörungen, Magen-Darm-Probleme oder Herzrhythmusstörungen.
Es tritt charakteristisch als Bild einer akuten Atropin-Vergiftung auf, kann aber auch durch andere toxische Substanzen ausgelöst werden.
Mögliche toxische Stoffe: Neben Atropin oder Hyoscyamin auch Antidepressiva, Antihistaminika und Neuroleptika. Auch die Einnahme giftiger Nachtschattengewächse wie Bilsenkraut, Stechapfel oder Tollkirsche kann Auslöser sein.

Bewusstlosigkeit

Mögliche toxische Stoffe: Alkohol und Drogen, Schnüffelstoffe, Psychopharmaka wie Antidepressiva, Neuroleptika und andere oder auch Opium-Alkaloide.

Herz-Kreislauf-Stillstand

Mögliche toxische Stoffe: Antiarrhythmika, Betablocker, Calcium-Antagonisten, Herzglycoside, Neuroleptika und Blausäure-Derivate.

Hyperthermie

Dies ist der medizinische Fachbegriff für eine ungewöhnliche Erhöhung der Körpertemperatur. Sie kann zu therapeutischen Zwecken künstlich erzeugt werden (Therapeutische Hyperthermie), etwa bei Krebsbehandlungen. Ist dies nicht der Fall, tritt sie meist als Folge von Vergiftungen auf.
Mögliche toxische Stoffe: Analeptika, Hypnotika und Dinitrophenole, die auch als Rückstände auf Früchten aufgenommen werden können.
In der malignen (bösartigen) Form kann die Hyperthermie rasch zum Tode führen. Hierfür können Inhalationsnarkotika, bestimmte Kohlenwasserstoffe oder Muskelrelaxanzien als Auslöser in Frage kommen. Eine schnellstmögliche Behandlung ist erforderlich.

Krämpfe

Mögliche toxische Stoffe: Analeptika, Analgetika, Appetitzügler, Calcium-Gaben, vor allem wenn diese intravenös erfolgen, Chlorkohlenwasserstoffe, wie sie in Pflanzenschutzmitteln vorkommen, Dopingpräparate, Nikotin.
Aus dem Pflanzenbereich sind insbesondere Ginster und Goldregen für Kinder gefährlich, da diese die Samen dieser giftigen Zierpflanzen leicht aufnehmen können.

Lungenschädigungen

Mögliche toxische Stoffe: Ammoniak, Chlor, Phosgen- und Nitrose-Gase, Schwefeldioxid.
Alle Säuredämpfe können die Lunge schädigen.

Malignes Neuroleptisches Syndrom, kurz MNS

Hierbei handelt es sich um eine seltene, aber gefährliche Nebenwirkung nach der Einnahme von Neuroleptika. Das sind Medikamente, die vor allem zur Behandlung von Psychosen eingesetzt werden. Die Entstehung ist noch nicht völlig geklärt. Man vermutet, dass ein Dopaminmangel entsteht, der zur Versteifung und zum Zerfall von Muskeln führt. Als begleitende Symptome können neben motorischen Störungen und Erstarrungszuständen auch Blutdruckprobleme, Harn- und Stuhlinkontinenz, Herzrasen und Bewusstseinsstörungen bis zum Koma auftreten.
Mögliche toxische Stoffe: nahezu alle Neuroleptika.

Rhabdomyolyse

Bei dieser Form der Auflösung quergestreifter Muskelfasern können sowohl Skelettmuskeln als auch Zwerchfell oder Herzmuskulatur betroffen sein. Es besteht auch die Gefahr eines akuten Nierenversagens.
Mögliche toxische Stoffe: Amphetamine, Diphenhydramin, Doxylamin, Heroin und Lipidsenker.

Verätzungen von Haut oder Schleimhaut

Wenn Haut oder Schleimhäute großflächig verätzt sind, deutet dies zumeist auf chemische Flüssigkeiten als Auslöser hin.
Mögliche toxische Stoffe: Laugen, Phenole, Salze, Säuren, aber auch Hautgifte wie zum Beispiel Chloracetophenon oder Ypirite.

Zyanosen

Als Zyanose bezeichnet man eine violette bis bläuliche Verfärbung von Haut, Schleimhäuten, Lippen und Fingernägeln. Mögliche toxische Stoffe: Codein, Heroin, Morphin und andere Opiate, aromatische Amine, Chlorate, Nitrite und Nitrobenzol.
Hautverfärbungen treten auch oft in Begleitung von Atembeschwerden auf.

Kardinalsymptome Gruppe 2

Blutdrucksteigerung

Steigt der Blutdruck vorübergehend stark an, können Krampfgifte als Auslöser vermutet werden, aber auch Analeptika.
Mögliche toxische Stoffe: Cocain, Glucocorticoide, Naloxon, Östrogen, Progesteron, Scopolamin oder Thallium.

Feinmotorische Störungen

Unter feinmotorischen Störungen versteht man Ausfälle bei der Gesichtsmimik und der Fingerbeweglichkeit.
Mögliche toxische Stoffe: Alkohol und Drogen, aber auch alle Arzneimittel und Gifte, die das zentrale oder vegetative Nervensystem angreifen.

Herzrhythmusstörungen

Mögliche toxische Stoffe: Antiarrhythmika, Betablocker, Calcium-Antagonisten, Herzglycoside sowie Arzneimittel mit cholinergen Wirkungen.

Kollaps

Mögliche toxische Stoffe: nahezu alle Arzneimittel und Gifte.

Mundgeruch

Die Luft beim Ausatmen kann bereits auf Vergiftungen mit leicht flüchtigen Substanzen hindeuten.
Mögliche toxische Stoffe: Aceton, Alkohol, Cyanwasserstoff, Isopropanol, Methanol, Nitrobenzol, Phosphor, Selen, aber auch verschiedene Lösungsmittel.

Pupillenverengung

Eine deutliche Veränderung der Pupillen wird meist in Verbindung mit anderen Symptomen als Kardinal- oder Leitsymptom betrachtet.
Mögliche toxische Stoffe: Opiate, Pilze, aber auch Arzneimittel mit cholinergen Wirkungen.

Schwerhörigkeit

Mögliche toxische Stoffe: Antibiotika mit Aminoglycosid, Chinin und Salicylate.

Sehstörungen

Mögliche toxische Stoffe: Alkohol, vor allem methanolhaltige Spirituosen, Lösungsmittel mit Methanol, Chinin, Santonin und Thallium.

Wie und wo man sich ausführlich informieren kann

In vielen Fällen ist es schwierig, den Grad und das akute Risiko einer Vergiftung richtig einzuschätzen, auch wenn eine eingenommene Substanz und ihre toxischen Inhaltsstoffe bekannt sind. Noch schwieriger wird es, wenn man sich nicht sicher ist, welche Mengen aufgenommen wurden. Dies trifft vor allem bei Vergiftungsunfällen mit Kindern zu. In all diesen Fällen muss man sich rasch und ausführlich bei einer kompetenten Stelle informieren. Auch wenn man sich rein präventiv informieren will, helfen die nachfolgenden Informationszentren, die auch im Internet mit eigenen Websites vertreten sind:

Bei Vergiftungsfällen in Deutschland:

Berlin
BBGes – Giftnotruf Berlin
Institut für Toxikologie
Oranienburger Str. 285
Tel.: (030) 1 92 40
Fax: (030) 30 68 67 99
Internet: http://www.bbges.de/content/index28aa.html
E-Mail: mail@giftnotruf.de

Bonn
Informationszentrale gegen Vergiftungen des Landes Nordrhein-Westfalen
53113 Bonn
Adenauerallee 119
Tel.: (02 28) 1 92 40
Fax: (02 28) 2 87 33 14
Internet: http://www.meb.uni-bonn.de/giftzentrale
E-Mail: gizbn@ukb.uni-bonn.de

Erfurt
GGIZ Erfurt – Gemeinsames Giftinformationszentrum der Länder Mecklenburg-Vorpommern, Sachsen, Sachsen-Anhalt und Thüringen
Nordhäuserstr. 74

99089 Erfurt
Tel.: (03 61) 73 07 30
Fax: (03 61) 7 30 73 17
Internet: http://www.ggiz-erfurt.de
E-Mail: info@ggiz-erfurt.de

Freiburg
Vergiftungs-Informations-Zentrale Freiburg
Universitätsklinikum Freiburg
Mathildenstr. 1
79106 Freiburg
Tel.: (07 61) 1 92 40
Fax: (07 61) 2 70 44 57
Internet: http://www.uniklinik-freiburg.de/giftberatung/live/index.html
E-Mail: giftinfo@uniklinik-freiburg.de

Göttingen
GIZ-Nord – Giftinformationszentrum-Nord der Länder Bremen, Hamburg, Niedersachsen und Schleswig-Holstein
Robert-Koch-Str. 40
37075 Göttingen
Tel.: (05 51) 1 92 40
Fax: (05 51) 3 83 18 81
Internet: http://www.giz-nord.de
E-Mail: anfragen@giz-nord.de

Homburg
Informations- und Behandlungszentrum für Vergiftungen des Saarlandes
Universitätsklinikum des Saarlandes
66421 Homburg/Saar

Tel.: (068 41) 1 92 40
Fax: (068 41) 1 62 84 38
Internet: http://www.uniklinikum-saarland.de/de/einrichtungen/andere/giftzentrale
E-Mail: info@uniklinikum-saarland.de

Mainz
GiftInfoMainz – Giftinformationszentrum der Länder Rheinland-Pfalz und Hessen
Klinische Toxikologie der II. Medizinischen Klinik der Johannes-Gutenberg-Universität Mainz
Langenbeckstr. 1
55131 Mainz
Tel.: (061 31) 1 92 40
Fax: (061 31) 23 24 69
Internet: http://www.giftinfo.uni-mainz.de
E-Mail: mail@giftinfo.uni-mainz.de

München
Giftnotruf München
Toxikologische Abteilung der II. Medizinischen Klinik der Technischen Universität München
Ismaninger Str. 22
81675 München
Tel.: (089) 1 92 40
Fax: (089) 41 40 24 67
Internet: http://www.toxinfo.org
E-Mail: tox@Lrz.tum.de

Nürnberg
Giftinformationszentrale der Medizinischen Klinik 2
Klinikum Nürnberg

Prof.-Ernst-Nathan-Str. 1
90340 Nürnberg
Tel.: (09 11) 3 98 24 51
Fax: (09 11) 3 98 21 92

Bei Vergiftungsfällen in Österreich:

Vergiftungs-Informationszentrale Wien
Allgemeines Krankenhaus
Währinger Gürtel 18–20
A-1090 Wien
Tel.: (00 43-1) 4 06 43 43

Bei Vergiftungsfällen in der Schweiz:

STIZ – Schweizerisches Toxikologisches Informationszentrum
Freiestr. 16
CH-8028 Zürich
Tel.: (0041-44) 2 51 51 51, Notfallnummer: 145
Fax: (0041-44) 2 52 88 33
Internet: http://www.toxi.ch/ger/welcome.html
E-Mail: info@toxi.ch

Bei Problemen mit Dopingmitteln:

IDAS – Institut für Dopinganalytik und Sportbiochemie Dresden
Dresdner Str. 12
01731 Kreischa
Tel.: (03 52 06) 20 60

Fax: (03 52 06) 2 06 20
Internet: http://www.idas-kreischa.de
E-Mail: info@idas-kreischa.de

Institut für Biochemie
Deutsche Sporthochschule Köln
Am Sportpark Müngersdorf 6
50933 Köln
Tel.: (02 21) 4 97 13 13
Fax: (02 21) 4 97 32 36
Internet: http://www.dopinginfo.de
E-Mail: info@biochem.dshs-koeln.de

NADA – Nationale Anti-Doping-Agentur Deutschland
Heussallee 38
53113 Bonn
Tel.: (02 28) 81 29 20
Fax: (02 28) 8 12 92 29
Internet: http://www.nada-bonn.de
Email: info@nada-bonn.de

Bei nuklearen Unfällen und sonstigen Strahlenschäden:

Treten nukleare Zwischenfälle oder Unfälle mit Strahlenschäden auf, wird dies in der Praxis zuerst durch die entsprechend ausgerüsteten Hilfskräfte vor Ort festgestellt. Diese sind durch Hilfspläne auch mit den Adressen von Stellen ausgestattet, die über geeignete Ganzkörperzähler verfügen. Zusätzlich gibt es auch noch sogenannte Inkorporationsmessstellen, bei denen der Grad einer möglichen Verstrahlung ermittelt werden kann. Auskünfte über Mess- und Hilfsstellen sowie über Strahlenschutz erteilt das

Bundesamt für Strahlenschutz
Fachbereich Strahlenschutz und Gesundheit
Köpenicker Allee 120–130
10318 Berlin
Tel.: (030) 18 33 30
Fax: (030) 1 83 33 18 85
Internet: http://www.bfs.de/de/bfs
E-Mail: info@bfs.de

Spezialisierte Universitätskliniken und Krankenhäuser in Deutschland:

Berlin
Charité Universitätsmedizin Berlin
Campus Benjamin Franklin
Tel.: (030) 84 45 30 91

Essen
Universität Essen
Klinik und Poliklinik für Nuklearmedizin
Tel.: (02 01) 7 23 32 83

Hannover
MHH – Medizinische Hochschule Hannover
Abteilung Nuklearmedizin
Tel.: (05 11) 5 32 30 87

Hamburg
Allgemeines Krankenhaus St. Georg
Abteilung für Nuklearmedizin
Tel.: (040) 4 28 90 36 76

Universität Hamburg
UKE – Universitätskrankenhaus Eppendorf
Tel.: (040) 4 28 03 67 65

Köln
Universität Köln
Klinik und Poliklinik für Nuklearmedizin
Tel.: (02 21) 4 78 64 82

Leipzig
Universitätsklinikum Leipzig
Klinik und Poliklinik für Nuklearmedizin
Tel.: (03 41) 9 71 80 70

Mainz
Johannes-Gutenberg-Universität Mainz
Klinik und Poliklinik für Nuklearmedizin
Tel.: (061 31) 17 26 46

Münster
Universität Münster
Klinik und Poliklinik für Nuklearmedizin
Tel.: (02 51) 8 34 73 76

Tübingen
Universität Tübingen/UKT – Universitätsklinikum
Tel.: (070 71) 2 98 21 67

Würzburg
Universität Würzburg
Klinik und Poliklinik für Nuklearmedizin
Tel.: (09 31) 20 13 58 78

Informationen über Umweltschäden und -belastungen:

Ausführliche Informationen zum Themenbereich Umwelt und belastende Einflüsse erteilt das Umweltbundesamt, das zum Geschäftsbereich des Bundesministeriums für Umwelt, Naturschutz und Reaktorsicherheit gehört.

Umweltbundesamt
Wörlitzer Platz 1
06844 Dessau-Roßlau
Tel.: (03 40) 2 10 30
Fax: (03 40) 21 03 22 85
Internet: http://www.umweltbundesamt.de
E-Mail: info@umweltbundesamt.de

Teratologische Beratungsstellen:
Die moderne Medizin versteht unter dem Begriff Teratogene äußere Einwirkungen auf Schwangere, die beim ungeborenen Kind zu Fehlbildungen führen können. Diese Einwirkungen können durch verschiedene Stoffe, Bakterien, Viren oder ionisierende Strahlen hervorgerufen werden. Vor allem Medikamente und Chemikalien geraten immer mehr in den Fokus der möglichen Schädigung und werden deshalb immer intensiver untersucht. Auf diese Probleme spezialisierte Beratungsstellen:

Institut für Reproduktionstoxikologie
Elisabethenstr. 17
88212 Ravensburg
Tel.: (07 51) 87 27 99
Fax: (07 51) 87 27 98
Internet: http://www.reprotox.de
E-Mail: paulus@reprotox.de

Pharmakovigilanz- und Beratungszentrum
für Embryonaltoxikologie
BBGes – Berliner Betrieb für Zentrale Gesundheitliche Aufgaben
Spandauer Damm 130, Haus 10
14050 Berlin
Tel.: (030) 30 30 81 11
Internet: http://www.embryotox.de
E-Mail: mail@embryotox.de

Medikamente und Naturheilmittel aufeinander abstimmen

Durch die ständig größer werdende Akzeptanz von Naturheilmitteln erhöhen sich auch die Risiken von höheren unkontrollierten Dosierungen bestimmter Wirkstoffe. Parallel kann es ebenso zu Situationen kommen, bei denen gleichzeitig mehrere Arzneistoffe eingenommen werden, die sich in den Wirkungen ganz oder teilweise aufheben. Da viele Menschen sowohl zum Arzt gehen als auch einen Heilpraktiker aufsuchen, ohne dass der eine Therapeut vom anderen weiß, kommt es zu Überschneidungen in den unterschiedlichen Therapieansätzen. Jeder verschreibt ihnen Medikamente auf der Basis seiner eigenen Therapievorstellungen. Für den Mediziner stehen dabei die erkennbaren Symptome im Vordergrund der Behandlung, für den Alternativmediziner die ganzheitliche Betrachtungsweise. So kann es zum Beispiel vorkommen, dass der Arzt einen Blutverdünner verschreibt und der auf asiatische Heilverfahren spezialisierte Heilpraktiker ein Ginkgo-Präparat. Beide fördern die Blutverdünnung, Gingko erhöht zusätzlich das Blutungsrisiko bei Verletzungen oder Eingriffen. Die parallele Einnahme führt dann zu den unterschiedlichsten Blutdruckproblemen, die weder der eine noch der andere Therapeut in den Griff bekommen kann, wenn sie beide nichts voneinander wissen. Wer Schul- und Alternativmedizin sinnvoll miteinander kombinieren will, sollte sich entweder an einen Therapeuten wenden, der beide Richtungen praktiziert, oder zumindest mit beiden Behandlern darüber sachlich reden.

Noch gefährlicher ist es, wenn man der überall von den Vertreibern propagierten Verharmlosungswerbung glaubt, die Naturheilmittel generell als frei von Neben- und Wechselwirkungen verherrlichen. Nach neuen Untersuchungen in den USA, der Schweiz und Österreich haben auch altvertraute und beliebte Naturmittel ein erhebliches Risikopotenzial. Zum Beispiel verstärkt die im Baldrian – als natürliches Schlaf- und Beruhigungsmittel seit Urzeiten bekannt – enthaltene Valerensäure Narkosewirkungen, die bei einer Operation oder einer schwierigen Zahnbehandlung erforderlich sind. Beliebte Naturheilmittel, die aber das Blutungsrisiko bei Operationen erhöhen können, sind Ginseng, Knoblauch und Gingko. Johanniskraut zählt ebenfalls zu den alten Volksheilmitteln. Kaum bekannt ist aber, dass die Wirkung der Antibabypille durch Johanniskrautpräparate beeinflusst wird und ihre Wirkung verlorengehen kann. In einer anderen Studie wird für das Heilkraut eine teilweise Aufhebung der Wirkung einiger chemischer Asthmamedikamente nachgewiesen. In der Zeitschrift »Öko-Test« konnte man im Jahr 2006 nachlesen, dass Präparate mit Echinacea (Sonnenhut) allergische Reaktionen hervorrufen können und die Wirkung von Medikamenten zur Unterdrückung der Immunabwehr (Immunsuppressiva) teilweise unterdrücken. Diese wenigen Beispiele zeigen bereits, dass kein Arzneistoff, sei er chemisch oder natürlich, ohne Wirkung mit oder gegen anderen Substanzen bleibt. Kein Mensch und auch die beste Computersoftware wird nicht in der Lage sein, alle diese Vorgänge im Körper zu erfassen und aufzulisten, selbst wenn die genauen Zusammensetzungen aller Präparate bekannt und die jeweiligen Einnahmedosen exakt festgelegt wären.

Noch größer werden die Probleme aber, wenn Naturheilmittel oder Nahrungsergänzungen parallel zu Medikamenten eingenommen werden, deren Inhaltsstoffe nicht genau deklariert sind. Dies ist leider bei vielen im Internet angebotenen Produkten der Fall. Man muss hier klar zwischen seriösen und ominösen Anbietern unterscheiden. Ein einfaches Kriterium bei der Suche nach Naturmitteln bietet bereits die Webseite des jeweiligen Anbieters. Ist ein Impressum vorhanden und dort eine reale Adresse angegeben, so ist zumindest der Anbieter in Deutschland gelistet und muss sich mit seinen Produkten an geltendes Recht halten, will er nicht permanent abgemahnt oder verklagt werden. Vertreibt er seine Produkte seriös, lassen sich die Inhaltsstoffe meist relativ einfach über den Internetauftritt selbst ermitteln oder per E-Mail erfragen. Danach sollte man sich aber in jedem Fall zuerst mit einem Fachmann darüber beraten, ob das gewünschte Präparat auch eingenommen werden darf. Hierbei können Apotheker recht hilfreich sein. Sie verfügen meist über ein besseres Fachwissen. Auch haben sie häufig den Vorteil, auf differenziertere Datenbanken zugreifen zu können als sie die Ärzte in ihren Praxen zur Verfügung haben.

Noch drei wichtige Tipps für alle Menschen, die regelmäßig Arzneien einnehmen:

- Egal ob Sie ein chemisches Medikament, eine natürliche Arznei oder eine Nahrungsergänzungsmittel zusätzlich einnehmen wollen: Sie sollten dies nie tun, ohne sich danach für einige Wochen vom behandelnden Therapeuten genau kontrollieren zu lassen
- Zusätzlich sollte man sich immer so gut wie möglich darüber informieren, was man da alles zu sich nimmt.
- Bereits bei den kleinsten körperlichen Veränderungen, seien sie physischer oder psychischer Natur, sollten Sie hinterfragen, ob es mit Neben- oder Wechselwirkungen der eingenommenen Präparate zusammenhängen kann. Drängen Sie sofort auf alle nur erdenklichen Untersuchungen, die Klarheit bringen können.

Anhang

Tabelle: Giftpflanzen

Name	Aussehen
Abrus precatorius *Paternostererbse*	Rankengewächs mit scharlachroten, erbsenförmigen Samen
Aconitum napellus *Eisenhut, Blauer Eisenhut, Mönchskappe, Gifthut, Sturmhut, Würgling, Ziegentod*	Aufrecht stehende Pflanze, bis 1,5 m hoch, dunkelblaue helmförmige Blüten, ähnlich Rittersporn
Actaea spicata *Christophskraut, Ähriges Christophskraut*	Krautige Pflanze, bis 60 cm hoch, gefiederte Blätter, feine weiße Blüten, ovale Beeren zuerst grün, dann glänzend schwarz
Arctostaphylos uva-ursi *Echte Bärentraube*	Niedriger Strauch mit ledrigen dunkelgrünen Blättern. Ähnelt der Preiselbeere.
Arum maculatum *Aronstab, Gefleckter Aronstab, Ronenkraut, Zehrwurz*	Krautige Pflanze, bis 40 cm hoch, pfeilförmige Laubblätter, auffälliges, aufrecht stehendes Hochblatt, Blütenstand mit braunrotem Kolben, Beeren leuchtend rot

Vorkommen	Toxikologie
Tropenpflanze, Samen aber auch in Europa in Schmuckstücken	Stark giftige Samen! Bereits eine einzige Erbse kann tödlich wirken.
Alpen und Mittelgebirge, dort Bachufer, feuchte Wiesen, Wälder, häufig als Zierpflanze in Gärten	Die gesamte Pflanze ist stark giftig! Typische Symptome: Taubheit der berührten Körperstellen, bei Einnahme Übelkeit, nervöse Erregung, Herzrhythmusstörungen und Krämpfe. Bei schweren Vergiftungen auch tödliche Kreislauflähmungen.
Laub- und Mischwald, Berghänge, feuchte Schluchten	Schwach giftig sind Beeren und Samen. Neben Magen-Darm-Problemen auch die Schleimhäute reizende Wirkung. Rötung und Blasenbildung der Haut.
Heidekrautgewächs, auch in Nadelwäldern anzutreffen.	Schwach giftig sind v.a. die Blätter. Wird auch als Heilpflanze verwendet. Bei hohen Dosen und längerer Anwendung kann es zu Problemen im Magen-Darm-Trakt kommen.
Feuchte, schattige Laubwälder	Alle Pflanzenteile sind sehr stark giftig! Anfänglich Reizungen der Mundhöhle, Anschwellen der Zunge, Ausschlag, Probleme des Magen-Darm-Trakts. Bei stärkeren Vergiftungen auch Schädigung des Nervensystems und Herzrhythmusstörungen

Name	Aussehen
Atropa belladonna *Tollkirsche, Schwarze Tollkirsche, Wolfsbeere*	Mehrjährige krautige Staude bis 1,5 m hoch, stark verästelt, mit ovalen Laubblättern. Blüten einzeln, glockig, Beeren einzeln, kirschgroß, erst grün, dann glänzend schwarz
Bryonia cretica ssp. dioica *Zaunrübe, Rotfrüchtige Zaunrübe, Rote Zaunrübe, Zweihäusige Zaunrübe*	Kletterpflanze mit rübenartiger Wurzel. Blätter lappig, beidseitig behaart, Blüten klein, gelblich weiß und sternförmig, Beeren erbsengroß, zuletzt scharlachrot
Calla palustris *Calla, Drachenwurz, Sumpfkalla, Schlangenwurz, Schlangenkraut, Kalla*	Gehört zu den Aronstabgewächsen. Krautige Pflanze, bis 40 cm hoch, herzförmige Laubblätter, kleine Blüten auf vielblütigem Kolben, von einem weißen Hochblatt geschützt, Beeren auf Kolben scharlachrot
Cicuta virosa *Wasserschierling, Wüterich*	Bis zu 1,5 m hoch, weiße Doldenblüten, gefiederte Blätter
Colchicum autumnale *Herbstzeitlose*	Krautige, bis 30 cm hohe Pflanze, längliche Laubblätter im Frühjahr, helllila Blüte im Herbst, ähnlich Krokus

Vorkommen	Toxikologie
Häufig in Laub- und Mischwäldern	Alle Pflanzenteile sind sehr stark giftig! Für Kinder sind 3–5, für Erwachsene 10–15 Beeren tödlich! Die Beeren schmecken angenehm süß. Giftaufnahme auch durch die Haut möglich bei Berühren der Pflanze.
Hecken und Auenwälder	Vor allem Beeren stark giftig. Anfänglich Reizungen des Magen-Darm-Trakts, Erbrechen, Übelkeit. Mehr als 15 Beeren bei Kindern und 40 bei Erwachsenen können tödlich sein.
Waldsümpfe, Moorränder, Bruchwälder	Gesamte Pflanze giftig, besonders die Wurzeln. Bei Aufnahme von mehr als 5 Beeren kann es zu Durchfall und Lähmungen des zentralen Nervensystems kommen. Auf die Haut wirkt die Pflanze reizend.
In feuchten Niederungen, an stehenden Gewässern	Alle Pflanzenteile sehr stark giftig, besonders Stengel und Wurzelstock. Ein walnussgroßes Wurzelstück ist für ein Rind tödlich. Erste Symptome sind Übelkeit, Erbrechen, Brennen im Mund. Es folgen Schwindel und Krämpfe bis hin zur Atemlähmung, die tödlich enden kann.
Feuchtwiesen, Böschungen	Alle Pflanzenteile sind sehr stark giftig. Als tödlich gelten bei Erwachsenen 20 mg Colchicin, enthalten in 5 g Samen oder 50 g Blättern. Die Symptome beginnen mit einem Brennen im Mund. Es folgen Übelkeit und Erbrechen mit oft blutigem Durchfall. Bei starken Vergiftungen kann es zum Tod durch Atemlähmung oder Kreislaufversagen kommen.

Name	Aussehen
Colutea arborescens *Blasenstrauch, Gelber Blasenstrauch*	Sommergrüner Strauch, bis zu 4 m hoch, gefiederte Blätter, hellrote Hülsenfrüchte mit schwarzen Samen
Conium maculatum *Schierling, Gefleckter Schierling*	Krautige Pflanze mit kahlem Stengel und dreifach gefiederten Laubblättern, bis zu 2 m hoch. Weiße Blütendolden, beim Zerreiben unangenehmer Geruch
Convallaria majalis *Maiglöckchen*	Stengel mit zwei elliptischen Blättern, weiße Blüten glockenförmig, duftend, mehrere an einem Stengel, Beeren erbsengroß, rot
Daphne mezereum *Seidelbast, Echter Seidelbast, Gewöhnlicher Seidelbast, Kellerhals*	Kleiner Strauch, bis 1,50 m hoch, Blüten rot bis rosa, erscheinen im frühen Frühjahr vor den Blättern, Beeren leuchtend rot, erbsengroß
Datura stramonium *Stechapfel, Gemeiner Stechapfel, Weißer Stechapfel*	Buschartig wachsende Pflanze, bis 1,5 m hoch, grüne, unregelmäßig gelappte Blätter, zugespitzt, Blüten trichterförmig, weiß, Kapsel zunächst grün, dann braun, stachelig, mit nierenförmigen Samen

Vorkommen	Toxikologie
Mittelmeergebiet, bei uns als Zierstrauch	Samen und Blätter sind giftig. Erste Symptome sind Bauchschmerzen, Übelkeit und Brechreiz. Starke Vergiftungen sind selten.
Schuttplätze, Brachland	Die ganze Pflanze ist sehr stark giftig. Aufnahme des Gifts auch durch die Haut. Erste Symptome: Brennen im Mund, Zungenlähmung, Brechreiz, Schluckbeschwerden, Heiserkeit, Muskelkrämpfe, aufsteigende Lähmung bis zur tödlichen Atemlähmung.
Laubwälder, Gebüsche, weitverbreitete Zierpflanze	Alle Pflanzenteile sehr stark giftig, besonders Blüten und Beeren. Anfänglich Übelkeit, Durchfall, bei stärkerer Vergiftung auch Herz- und Kreislaufkomplikationen.
Laubwälder, vor allem in Buchen- und Eichenwäldern, auch als Zierstrauch	Die gesamte Pflanze ist sehr stark giftig. Bereits wenige Beeren führen zu schweren Reizungen und Entzündungen. Es kommt zu Krämpfen, Erbrechen und Blutungen. Bei Kindern können 5–10 Beeren bereits tödlich sein.
Schutthalden, Wegrand	Die gesamte Pflanze ist sehr stark giftig, besonders aber Wurzeln und Samen. Bei Kindern können bereits 15 Samen tödlich wirken. Symptome sind trockener Mund, Unruhe, Halluzinationen, Verwirrtheit, Pupillenerweiterung, Herzrhythmusstörungen, Bewusstlosigkeit und zuletzt Tod durch Atemlähmung.

Name	Aussehen
Digitalis purpurea *Fingerhut, Roter Fingerhut*	Krautige Pflanze, bis 1,5 m hoch. 5 cm lange glockige, hängende Blüten, purpurrot, Kapselfrucht
Euonymus europaeus *Pfaffenhütchen, Gewöhnlicher Spindelstrauch, Spindelbaum, Spillbaum*	Strauch oder kleiner Baum bis etwa 6 m Höhe, elliptische Laubblätter, rosa bis orangefarbene Kapselfrüchte
Fagus sylvatica *Buche, Rotbuche*	Bis zu 30 m hoher Baum mit Laubblättern, dreikantige Nussfrüchte, die Bucheckern
Frangula alnus *Faulbaum, Pulverholz, Schusterholz*	Strauch oder kleiner Baum, bis zu 6 m hoch, die Rinde riecht leicht faulig, eiförmige Laubblätter, beerenartige Steinfrüchte, zunächst rot, dann blauschwarz
Hedera helix *Efeu, Gemeiner Efeu*	Immergrüne Pflanze mit Haftwurzeln, einziger Wurzelkletterer in Mitteleuropa, blauschwarze, erbsengroße Früchte
Helleborus niger *Christrose, Schneerose*	Immergrüne, krautige Pflanze bis 30 cm Höhe, lang gestielte Laubblätter, braune Balgfrüchte mit zahlreichen Samen

Vorkommen	Toxikologie
Kahlschläge, Waldwege, Waldlichtung, auch als Zierpflanze in Gärten	Die gesamte Pflanze ist sehr stark giftig! Erste Symptome sind Übelkeit, Erbrechen, Ohrensausen, Schwindelanfälle und ein Absinken der Pulsfrequenz. Schwere Herzprobleme können auftreten, die bis zum Tod führen. Schon 5 g Blätter sind für einen Hund tödlich.
Waldränder, Abhänge, Hecken	Stark giftig sind vor allem die Früchte. Bereits wenige wirken toxisch. Anfangssymptome: Bauchschmerzen, Erbrechen, Durchfall. Dazu Nierenschädigungen, Benommenheit und Kreislaufkollaps.
Laub- und Mischwälder	Nüsse leicht toxisch. Vor allem Probleme im Magen-Darm-Trakt möglich. Bei stärkeren Vergiftungen können auch neurologische Störungen auftreten.
Waldränder, an Wasserläufen, in Mooren	Unreife Beeren, Blätter und Rinde können zu Magen-Darm-Problemen führen.
Wald, Auengehölz, Steinbruch, Gebäudewände	Alle Pflanzenteile sind giftig. Anfänglich starke Probleme im Magen-Darm-Trakt. Urologische Komplikationen können ebenfalls auftreten.
Gebirgswald der Alpen, als Zierpflanze in Gärten	Alle Pflanzenteile sind sehr stark giftig, stärkste Konzentration im Wurzelstock. Vorwiegend Störungen des Magen-Darm-Trakts. In schweren Fällen können kardiale Probleme auftreten.

Name	Aussehen
Hyoscyamus niger *Bilsenkraut, Schwarzes Bilsenkraut, Hexenkraut*	Krautige Pflanze, etwa 60 cm hoch, mit unangenehmem Geruch, eiförmige grüne, klebrige Blätter, Blüten hellgelb, Frucht als braune Deckelkapsel
Ilex aquifolium *Ilex, Europäische Stechpalme, Gemeine Stechpalme*	Immergrüner Strauch bis 7 m Höhe, ledrige Laubblätter, dornig bezahnt, rote, erbsengroße Beeren
Juniperus communis *Wacholder, Heidewacholder, Machandelbaum, Jochandel, Räucherstrauch*	Strauch oder kleiner Baum, bis 15 m hoch, nadelförmige Blätter, dunkelblaue, beerenförmige Zapfen
Juniperus sabina *Sadebaum, Stink-Wacholder*	Strauch, der bis 2 m, selten höher wächst, kleine, nadelförmige Blätter mit bläulicher Oberfläche, dunkelblaue, beerenförmige Zapfen
Laburnum anagyroides *Goldregen, Gemeiner Goldregen*	Strauch oder kleiner Baum, bis 7 m hoch, Blätter dreizählig wie Klee, Blüten goldgelb in hängenden Trauben, längliche Hülsen mit bohnenförmigen Samen
Lantana camara *Wandelröschen*	Strauch mit oft langen Zweigen, ovale Laubblätter, dunkelblaue bis schwarze Steinfrüchte

Vorkommen	Toxikologie
Schutthalden, Wegränder, Brachland	Alle Pflanzenteile sind sehr stark giftig, vor allem Wurzeln und Samen. Symptome sind Hautrötung, trockener Mund, Unruhe, Halluzinationen, Verwirrtheit, Pupillenerweiterung, Herzrhythmusstörungen, Bewusstlosigkeit und zuletzt Tod durch Atemlähmung.
Mischwälder, Zierstrauch	Rote Beeren und Blätter sind stark giftig. Bei Aufnahme zeigen sich meist zuerst Probleme im Magen-Darm-Trakt. 20–30 Beeren können für einen Erwachsenen tödlich sein.
Nadelwald, Heide, auch als Zierbaum, Zierstrauch	Wacholderbeeren werden als Würz- und Heilmittel verwendet. Bei Überdosierung und Aufnahme der Nadeln starke Probleme im Magen-Darm-Trakt. Nierenschädigung möglich.
Alpen, Kiefern- und Lärchenwald, auch in Gärten und Parks	Alle Pflanzenteile sind sehr stark giftig. Anfänglich starke Probleme im Magen-Darm-Trakt. Auch Reizwirkung auf Haut und Schleimhäute. 5–20 g der Zweigspitzen als tödliche Menge.
Südeuropa, bei uns verbreitet als Zierstrauch	Die ganze Pflanze ist sehr stark giftig, besonders die Samenhülsen. Meist Probleme im Magen-Darm-Trakt, Schweißausbrüche, Schwindel, Lähmungen.
Tropenpflanze, bei uns als Zierpflanze verbreitet	Alle Pflanzenteile sind giftig, besonders aber die Früchte. Bei Kindern können bereits 3–5, bei Erwachsenen 10–15 Früchte letal wirken. Der Tod tritt dann meist durch Atemlähmung ein. Das ZNS ist stark beteiligt.

Name	Aussehen
Ligustrum vulgare *Liguster, Gemeiner Liguster, Beinholz, Zaunriegel*	Strauch, bis 4 m hoch, kurze Laubblätter, kugelige schwarze Beeren
Lonicera caprifolium *Gartengeißblatt, Echtes Geißblatt, Jelängerjelieber*	Kletterpflanze mit grünen Laubblättern, die bis zu 6 m Höhe erreichen kann, rote, erbsengroße Beeren
Lonicera periclymenum *Wald-Geißblatt, Wildes Geißblatt*	Als Schlingpflanze kann sie in Wäldern mehr als 20 m lange Lianen entwickeln, dunkelroter Fruchtstand
Lonicera tatarica *Tataren-Heckenkirsche, Tatarische Heckenkirsche*	Sommergrüner Strauch, 1–4 m hoch, eiförmige Laubblätter, rote bis hellorangefarbene Beeren
Lonicera xylosteum *Heckenkirsche, Rote Heckenkirsche, Gemeine Heckenkirsche*	Bis zu 2 m hoher Strauch mit elliptischen Blättern, tiefrote Beerenfrüchte, selten auch orangefarbene
Lycium europaeum *Bocksdorn, Europäischer Bocksdorn*	Bis zu 4 m hoher Strauch mit stumpfen Dornen und Laubblättern, erbsengroße tiefrote Beerenfrüchte
Nicandra physaloides *Giftbeere*	Bis zu 1,5 m hohe, aufrecht wachsende Pflanze, schmale bis eiförmige Blätter, bräunlich gelbe Beeren, hellbraune Samen

Vorkommen	Toxikologie
Gebüsch, Hecken, Zierstrauch	Giftig sind Beeren, Blätter und Rinde. Nach Aufnahme anfänglich starke Probleme im Magen-Darm-Trakt. Bei schweren Vergiftungen können auch Herz und Kreislauf betroffen sein.
Waldränder, Hecken, Gärten und daraus verwildert	Die Beeren sind schwach giftig. Bei Aufnahme großer Mengen zeigen sich vorwiegend Probleme im Magen-Darm-Trakt. Diese können von Herzproblemen begleitet sein.
Waldränder und Buschgebiete	Die Beeren sind schwach giftig. Bei Aufnahme großer Mengen zeigen sich vorwiegend Probleme im Magen-Darm-Trakt. Diese können von Herzproblemen begleitet sein.
Zierstrauch	Die Beeren sind schwach giftig. Bei Aufnahme großer Mengen zeigen sich vorwiegend Probleme im Magen-Darm-Trakt. Diese können von Herzproblemen begleitet sein.
Laub- und Mischwälder, beliebter Zierstrauch	Die Beeren sind schwach giftig. Bei Aufnahme großer Mengen zeigen sich vorwiegend Probleme im Magen-Darm-Trakt. Diese können von Herzproblemen begleitet sein.
Im Mittelmeerraum und auf dem Balkan wild wachsend. Bei uns meist an Wegen oder in Gärten angepflanzt	Die Beeren sind stark giftig. Bei Erwachsenen können mehr als 15 Beeren toxisch wirken, bei Kindern mehr als 10.
Brachland, selten auch Zierpflanze	Mehr als 10 Früchte bei Kindern, 20 bei Erwachsenen möglicherweise letal. Anfänglich starke Krämpfe. Auch die Wurzel ist giftig.

Name	Aussehen
Phaseolus coccineus *Feuerbohne, Käferbohne, Prunkbohne, Blumenbohne*	Rankengewächs mit Laubblättern, Hülsenfrucht mit violetten Samen
Prunus laurocerasus *Kirschlorbeer, Lorbeerkirsche*	Immergrüner Strauch mit bis zu 15 cm langen Blättern, schwarze, kirschartige Steinfrüchte
Rhamnus catharticus *Kreuzdorn, Purgierstrauch*	Strauch oder kleiner Baum, bis zu 6 m hoch mit Dornen und kleinen Blättern, schwarz-violette Beeren
Rhus *Essigbaum, Giftefeu, Gifteiche, u. a.*	Familie der Sumachgewächse mit rund 150 Arten, meist Sträucher, meist gelbe bis orangefarbene Früchte
Robinia pseudoacacia *Robinie, Gewöhnliche Robinie, Falsche Akazie, Scheinakazie, Silberregen*	Sommergrüner Laubbaum, bis 20 m hoch. Große Laubblätter, die aus mehreren Einzelblättern bestehen, längliche Hülsen mit rotbraunen Samen
Sambucus ebulus *Attich, Zwergholunder, Holderkraut*	Mehrjährige, krautige Pflanze mit gefiederten Laubblättern, schwarze Doldenfrüchte

Vorkommen	Toxikologie
Zierpflanze, Anbaupflanze	Bereits 5-10 getrocknete Samen können toxisch sein. Erste Symptome sind Bauchschmerzen, Übelkeit und Brechreiz.
Hecken, Zierstrauch	Blätter und Samen sind stark giftig, das ausgereifte Fruchtfleisch nicht. Symptome: Anfänglich Probleme im Magen-Darm-Trakt. Bei starken Vergiftungen auch ZNS beteiligt.
Auwälder, Bergwälder, Hecken, Wegränder	Vor allem bei Kindern kann der Verzehr unreifer Beeren toxisch wirken. Es beginnt meist mit Übelkeit und Erbrechen, dazu gesellt sich oft anhaltender Durchfall.
Häufig als Ziersträucher	Alle Teile, besonders der Milchsaft schwach giftig, vorwiegend Magen-Darm-Beschwerden, nach Kontakt mittlere bis starke Hautreizungen möglich.
Heimat Nordamerika, in Europa und Asien verbreitet angepflanzt	Die ganze Pflanze ist giftig, Samen und Rinde sind stark giftig. Erste Symptome sind Bauchschmerzen, Übelkeit und Brechreiz. Häufig Vergiftungen durch das Einatmen des Holzstaubes beim Drechseln.
Waldrand, Gebüsch	Die ganze Pflanze ist giftig, besonders die Samen der schwarzen Früchte. Erste Symptome: starke Probleme im Magen-Darm-Trakt. Auch Reizwirkung auf Haut und Schleimhäute.

Name	Aussehen
Sambucus nigra *Holunder, Schwarzer Holunder, Holderbusch, Holler*	Strauch oder kleiner Baum, bis zu 10 m hoch, stark verzweigt, gefiederte Laubblätter, schwarze Beerendolden mit dunkelrotem Saft
Sarothamnus scoparius, Cytisus scoparius *Besenginster, Besenkraut, Besenstrauch, Gilbkraut, Mägdebusch*	Rutenstrauch bis 2 m Wuchshöhe, selten kleiner Baum, seidig behaarte Laubblätter, braun-schwarze Hülsenfrüchte mit Samen
Solanum dulcamara *Nachtschatten, Bittersüßer Nachtschatten, Bittersüß, Hundbeere, Stinkteufel, Wolfsbeere*	Kletternder oder liegender Halbstrauch mit eiförmigen Laubblättern, längliche, leuchtend rote Beeren
Solanum nigrum *Nachtschatten (Schwarzer) Schwarzer Nachtschatten*	Krautige Pflanze, bis 70 cm hoch, dunkelgrüne Laubblätter, erbsengroße ovale Beeren, erst grün, dann violett bis schwarz
Solanum tuberosum *Kartoffel, Erdapfel*	Aufrecht wachsende oder kletternde Pflanzen, behaarte Blätter, die unterirdisch wachsenden Knollen sind unsere Speisekartoffeln

Vorkommen	Toxikologie
Wald, Buschland, Hecken, Wegränder	Blätter, unreife Früchte, rohe Früchte und Rinde sind leicht toxisch. Sie können zu Magen-Darm-Problemen führen. Blüten und gekochte Beeren sind essbar.
Waldrand, Wegränder, Böschungen	Alle Pflanzenteile sind giftig. Bekannte Symptome sind Erbrechen, Durchfall, Schwindel und Kopfschmerzen, aber auch Kreislaufkollaps mit Tachykardie.
Bruch- und Auenwälder, feuchte Flussufer und Gebüsche	Alle Pflanzenteile sind stark giftig. Nach Aufnahme Probleme im Magen-Darm-Trakt. Vegetatives und zentrales Nervensystem können beteiligt sein. Für Kinder können 20–40 Beeren tödlich sein.
Bahndämme, Wegränder, Schutthalden, Feldränder	Die ganze Pflanze ist stark giftig. Nach Aufnahme können Erbrechen, Durchfall, Atembeschwerden auftreten, ebenso erhöhte Herzfrequenz und Nierenreizung. Bei stärkeren Vergiftungen treten Angstzustände, Krämpfe und Lähmungen auf. Bei Kindern können 20–40 unreife Beeren bereits tödlich sein.
Kulturpflanze	Alle oberirdischen und grünen Teile der Pflanze sind toxisch: vor allem Beeren, Keime und Keimlinge. Gefährlich sind Knollen, deren ursprünglich braune Schale sich grün färbt. Das enthaltene giftige Solanin wird durch Kochen nicht zerstört. Symptome: Probleme im Magen-Darm-Trakt. Bei starken Vergiftungen auch ZNS beteiligt.

Name	**Aussehen**
Symphoricarpos albus *Schneebeere, Knallerbsen*	Sommergrüner Strauch, bis zu 2 m hoch, eiförmige bis runde Blätter, weiße, runde »Beeren«, etwa kirschgroß
Tamus communis *Schmerzwurz, Stickwurz, Feuerwurzel*	Kletterpflanze, bis zu 3 m hoch, Laubblätter, leuchtend rote, beerenartige Früchte
Taxus baccata *Eibe, Europäische Eibe, Gemeine Eibe*	Immergrüner Nadelbaum, bis zu 15 m hoch, auch als Strauch, auffallend roter, bereifter Samenmantel mit zwei Samen
Vaccinium uliginosum *Rauschbeere, Trunkelbeere, Moorbeere, Sumpfheidelbeere*	Kleiner Strauch bis 80 cm Höhe mit Laubblättern, Blüten weiß bis rötlich, traubig, Beeren kugelig, etwa 1 cm groß, blaubereift, kann mit Heidelbeere verwechselt werden

Vorkommen	Toxikologie
Gebüsche, Wildhecken, Zierpflanze	Anfänglich Probleme im Magen-Darm-Trakt. Hautreizungen. Bei starken Vergiftungen auch ZNS beteiligt.
Waldränder, Gebüsche, Hecken	Giftig ist die ganze Pflanze, besonders Beeren und Wurzeln. Anfänglich Reizungen des Magen-Darm-Trakts, Brennen im Mund. Auf die Haut wirkt die Pflanze reizend und blasenbildend.
Älteste Baumart Europas, in Wäldern und als Ziersträucher anzutreffen	Alle Pflanzenteile, außer dem roten Samenmantel, sind stark giftig, besonders (zerkaute) Samen und Nadeln. Es können Herz-Kreislauf-Probleme auftreten, die bis zum Tod durch Kreislauf- und Atemlähmung führen können.
Wald- und Hochmoor	Die Beeren sind giftig. Sie können in großer Menge rauschartige Erregung verursachen mit Erbrechen, Schwindelgefühl, Pupillenerweiterung.

Quellenverzeichnis

Albrecht, K.: Intensivtherapie akuter Vergiftungen. Ullstein Mosby, Berlin 1997

American Academy of Clinical Toxicology/European Association of Poison Centres and Clinical Toxicologists: Position Paper: Cathartics. JTCT 42(3):243-253, 2004

American Academy of Clinical Toxicology/European Association of Poison Centres and Clinical Toxicologists: Position Paper: Gastric lavage. JTCT 42(7):933-943, 2004

American Academy of Clinical Toxicology/European Association of Poison Centres and Clinical Toxicologists: Position Paper: Ipecac syrup. JTCT 42(2):133-143, 2004

American Academy of Clinical Toxicology/European Association of Poison Centres and Clinical Toxicologists: Position Paper: Whole bowel irrigation. JTCT 42(6):843-854, 2004

A randomized, placebo-controlled, clinical trial of high-dose supplementation with vitamins C and E, beta carotene, and zinc for age-related macular degeneration and vision loss: AREDS report no. 8. Arch Ophthalmol 119:1417-36, 2001

Barthel, H.: Charakteristika homöopathischer Arzneimittel. Barthel & Barthel Verlag, ISBN 3-03950-010-4, 1993

Bartsch, V.: Das Taxol-Buch. Thieme, Stuttgart 2004

Baselt, RC/Cravey, RH: Disposition of toxic drugs and chemicals in man. Seventh Edition, Chemical Toxicology Institute, Foster City, Biomedical Publications, 2004

Berthold, H. (Hrsg.): Klinikleitfaden Arzneimitteltherapie. Urban & Fischer, München Jena 2003

Biesalski, HK/Frank, J./Bolten, W./Sangha, O./Nagel, E./Adam, O.: Vitamin E und Erkrankungen des rheumatischen Formenkreises (Osteoarthritis [OA] und rheumatoide Arthritis [RA]). Akt. Ernähr.-Med., 24:29-36, 1999

Boericke, W.: Handbuch der homöopathischen Materia medica. Karl Haug Verlag, ISBN 3-8304-7205-6, 2004

Brandenberger, H./Maes, RA: Analytical toxicology for clinical, forensic and pharmaceutical chemists. W. De Gruyter, Berlin 1997

Breitmaier, E.: Terpene. Teubner Verlag, ISBN 3519035480, 1999

Bundesinstitut für Risikobewertung (BfR), Onlineportal, verschiedene Veröffentlichungen

Chappell, LC/Seed, PT/Briley, AL/Kelly, FJ/Lee, R., u.a.: Effect of antioxidants on the occurrence of pre-eclampsia in women at increased risk: a randomised trial. Lancet, 354:810-816, 1999

Chylack, LT Jr./Brown, NP/Bron, A./Hurst, M., u.a.: The Roche European American Cataract Trial (REACT): a randomized clinical trial to investigate the efficacy of an oral antioxidant micronutrient mixture to slow progression of age-related cataract. Ophthalmic Epidemiol, 9:49-80, 2002

Clasing, D.: Doping und seine Wirkstoffe. Verbotene Arzneimittel im Sport. Spitta Verlag, Balingen 2004

Classen, HG/Hapke, HJ: Fremdstoffe in Lebensmitteln. Hirzel, Stuttgart 1997

Enders, N.: Bewährte Anwendung der homöopathischen Arznei 2. Die Arznei und ihre Anwendung. Haug, ISBN 3-8304-7214-5, 2005

Frohne, D./Pfänder, HJ: Giftpflanzen. 5. Auflage, Wissenschaftliche Verlagsgesellschaft, Stuttgart 2004

GESTIS-Stoffdatenbank des BGIA

Gibitz, HJ/Schütz, H.: Einfache toxikologische Laboratoriumsuntersuchungen bei akuten Vergiftungen. VCH, Weinheim 1995

Habermehl, G.: Mitteleuropäische Giftpflanzen und ihre Wirkstoffe. Springer Verlag, Berlin 1999

Haddad, LM/Shannon, MW/Winchester, JF: Clinical management of poisoning and drug overdose. Saunders, Philadelphia 1998

Hänsel, R./Hölzl, J.: Lehrbuch der pharmazeutischen Biologie. Springer Verlag, Berlin 1995

Hercberg, S./Galan, P./Preziosi, P./Bertrais, S., u. a.: The SU.VI. MAX Study: A Randomized, Placebo-Controlled Trial of the Health Effects of Antioxidant Vitamins and Minerals. Arch Intern Med., 164:2335-2342, 2004

Institut für das Entgeltsystem im Krankenhaus (InEK). Onlineportal, verschiedene Veröffentlichungen

Jäger, L./Mertens, HF: Arzneimittel-Allergie. G. Fischer, Jena 1996

Jäger, L./Wüthrich, B.: Nahrungsmittelallergien und -intoleranzen. Urban & Fischer, München–Jena 2002

Julien, RM: Drogen und Psychopharmaka. Spektrum, Heidelberg 1996

Kemper, FH/Luepke, NP.: Blue List. Cosmetic Ingredients. Edition Cantor, Auendorf 2000

Knobloch, J.: Tropen- und Reisemedizin. Urban & Fischer bei Elsevier, München 2002

Kolarz, G./Scherak, O./El Shohoumi M./Blankenhorn, G.: Hochdosiertes Vitamin E bei chronischer Polyarthritis. Eine multizentrische Doppelblindstudie gegenüber Diclofenac-Natrium; Aktuelle Rheumatologie, 15:233-237, 1990

Lewin, L.: Gifte und Vergiftungen. Lehrbuch der Toxikologie. Haug, Stuttgart 1992

Lonn, E./Bosch, J./Yusuf, S. u.a.: Effects of long-term vitamin E supplementation on cardiovascular events and cancer: a randomized controlled trial. JAMA, 293:1338-1347, 2005

Ludewig, R./Regenthal, R.: Akute Vergiftungen und Arzneimittelüberdosierungen. 10. Auflage, Wissenschaftliche Verlagsgesellschaft, Stuttgart 2007

Meydani, SN/Han, SN/Hamer, DH: Vitamin E and respiratory infection in the elderly. Ann N Y Acad Sci., 1031:214- 222, 2004

Müller, RK: Doping. Methoden, Wirkungen, Kontrolle. C.H. Beck, München 2004

Müller, RK: Toxicological analysis. Molinapress, Leipzig 1995

Regenthal, R./Krueger, M./Koeppel, C.: Drug levels: therapeutic and toxic serum/plasma concentrations of common drugs. In: J Clin Monit Comput 15, 529-544, 1999

Repetto, MR/Repetto, M.: Habitual, toxic and lethal concentrations of 103 drugs of abuse in humans. In: Journal Toxicol 35, 1-9, 1997

Sano, M./Ernesto, C./Thomas, RG/Klauber, MR u.a.: A controlled trial of selegiline, alpha-tocopherol, or both as treatment for Alzheimer's disease. In: The Alzheimer's Disease Cooperative Study. N Engl J Med, 336:1216-1222, 1997

Schäfer, AT: Lexikon biologischer und chemischer Kampfstoffe und Erreger von Tier- und Pflanzenkrankheiten, die als Kampfstoffe nutzbar sind. Verlag Dr. Köster, Berlin 2003

Scherak, O./Kolarz, G./Schodl, C./Blankenhorn, G.: High dosage vitamin E therapy in patients with activated arthrosis. In: Z Rheumatol, 49:369-373, 1990

Schweizerischer Apothekerverein (Hrsg.): Index Nominum. International Drug Directory. Medpharm Scientific Publishers, Stuttgart 2004

Seeger, R./Neumann, HG: Giftlexikon (Loseblattsammlung). Deutscher Apotheker Verlag, Stuttgart, bis 2005

Sherr J.: Die homöopathische Arzneimittelprüfung. Dynamik und Methode. Fagus Verlag, 1998, ISBN 3-933760-00-3

Stumpf, W.: Homöopathie. Selbstbehandlung. Zuverlässige Mittelwahl. Hilfe im Notfall. GU Verlag, München 2004, ISBN 3-7742-1458-1

Täschner, KL: Cannabis. Biologie, Konsum und Wirkung. Deutscher Ärzte-Verlag, Köln 2005

Vermeulen F.: Synoptische Materia Medica. Kai Kröger Verlag, Groß Wittensee 1996, ISBN 3-9801945-6-6

Vithoulkas, G.: Essenzen homöopathischer Arzneimittel. Faust Verlag, Augsburg 1998, ISBN 3-929911-05-1

Wegner, R.: Vergiftung durch Schwermetalle und Arsen: Internist 43; 818-827, 2002

Weinstein, SJ/Wright, ME/Pietinen, P./King, I. u. a.: Serum alphatocopherol and gamma-tocopherol in relation to prostate cancer risk in a prospective study. J Natl Cancer Inst., 97(5), 396-399; 2005

Yusuf, S./Dagenais, G./Pogue, J., u. a.: Vitamin E supplementation and cardiovascular events in high-risk patients. The Heart Outcomes Prevention Evaluation Study Investigators. N Engl J Med. 342:154-160, 2000

Zilker, Th. (Hrsg): Klinische Toxikologie und Antidot-Therapie in der Notfall- und Intensivmedizin. Uni-Med, Bremen, 2006

Zink, W./Graf BM: Toxikologie der Lokalanästhetika. Pathomechanismen – Klinik – Therapie. In: Anaesthesist 51, 2003, 1102-1123

Zippermayr, Ph.: Materia Medica der Motive. Die Entschlüsselung des Repertoriums. 505 komprimierte Arzneimittelbilder und ihre praktische Anwendung. Verlag Peter Irl, Buchendorf 2005. ISBN 3-933666-17-1

Register